生命倫理コロッキウム 1
Bioethics Colloquium

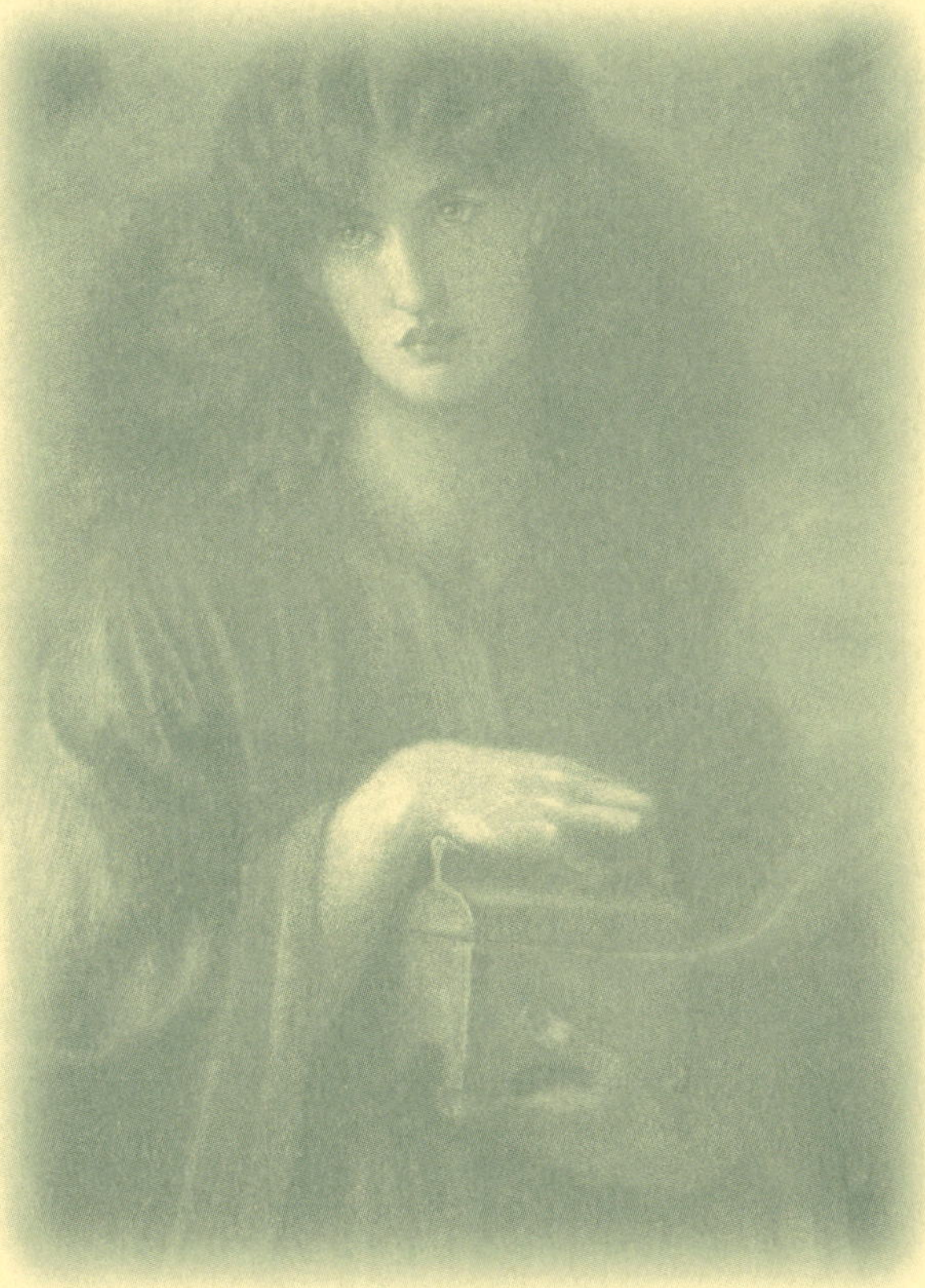

生殖医学と生命倫理

長島　隆
盛永審一郎
編

生殖医学と生命倫理◉目次

第7章　生殖補助医療において子どもの権利を考える……掛江直子

第8章　生殖医療における自己決定とは――フランスにおける生殖補助技術への規制――……奈良雅俊

あとがき
参考文献
索引

序章　「生殖医学」と「生命倫理」——解き放たれたプロメテウス——

「科学から未曾有の諸力を手にし、経済から倦むことのない駆動力を手にし、ついに解き放たれたプロメテウスは、人間が不幸にならないようにみずから進んで手綱を手に取ってみずからの力を制御してくれるような倫理学を捜し求める」[1]（V7）。

1　「科学は思惟しない」

安全性さえクリアーすれば、不妊治療の一環としてクローンを作成するのも、あるいは、突然に失った子供のクローンを作成するのも、そこには医療アクセス権が生じているから、許容されるという考え方がある。また、受精卵に対する遺伝子診断、さらに将来的には遺伝子治療により、望み通りの子供を持つことも、許容されるという考え方がある。

加藤尚武氏は、患者の権利という観点から、治療を三種類に分けている。根治型治療、救済型治療、非治療的身体介入である。加藤氏は、不妊は、性同一性障害と同様に、医療アクセス権が患者側には生じるが、必ずしも公共機関は医療を受けることを可能になるように配慮しなくてもよいものとして、救済型治療に分類している。医療アクセス権が生じるというのは、患者がそこで、精神的に苦悩しているからである。また、本来、臓器の機能を取り戻すのでもないにもかかわらず、治療というのは、子供を持ちたいという希望を叶えるからであろう[2]。

しかし、不妊とは身体レベルでは病気とはいえないのではないだろうか。個体の維持という観点では不妊は何ら問題がないのである。たしかに、性同一性障害と同様に、不妊は人によっては精神的苦悩を生み出すかもしれない。しかも、この場合、患者の苦悩を消すことは、患者の希望を叶えること以外にはあり得ないかもしれない。しかも現代技術は本来的治療とは異なるが、患者の願望の実現を可能にする。しかし、このような技術により希望を叶えるということは、最善のことであろうか。このことは、まさに、限界状況にある私の存在の独自性の意味を減じることにはならないだろうか[3]。しかも、この場合、性同一性障害とは異なり、自分の身体だけと関わるのではなく、そこに自分とは異なる存在を組み込むということをとくに顧慮しなければならない。このことは、自分の治療のために、他人を手段にしていることにならないのだろうか。確かに、それは普通に子供をもうける場合にも、問われることである。自然はよくて、技術はなぜ問題とされるのだろうか。

ハイデッガーは「科学は思惟しない」という[4]。それは、科学が哲学の次元にまで至りつかざるを得ないように指示されているのに、そのことを忘却してしまって顧慮しないということを意味している。われわれは、科学や技術のこの本質をとらえ、次のように問わなければならないのではないか。

自分の子供を持ちたいという権利は、生殖に際し医学的な援助を要求することができるような積極的権利なのだろうか？　生物学的に自分の子供を持つことは生物学的に他人の子供を持つことに対して、どんな特殊な価値があるのだろうか？　医学的な治療がその都度の個別的な状況において唯一の解決なのだろうか？　生まれてくる子供の健康や至福の保護を優先すべきではないのか？　子供は「授かりもの」ではないのか、それとも「作りだし、加工するもの」なのだろうか？

2　生殖技術と女性の生殖権

体外受精（ＩＶＦ）をはじめとする生殖技術、およびその周辺に展開される生命技術の研究は、研究の自由という御旗のもとに、その利用や研究活動において無制限に許されるものなのだろうか。自己決定権の尊重を説く英米のバイオエシックスは、生殖技術の問題はそれを利用する婦人の生殖権の自律の問題である――「生殖の自律は、多くのひとが最も基礎的な道徳権と見なしている自己決定権の特殊な場合である」(5)――とし、安全性という基準を除けば、生殖技術そのものを国家や社会が規制する方向をとらない。そこで、まず、ウォレンの論文に基づいて、この見解について考察する。

なぜ、生殖技術の研究において生殖権が問題になるのであろうか。それは、研究の対象である配偶子や初期胚が、捨てられた細胞と異なり、新しい人間存在へ展開する潜在性を持つという独特な存在だからなのである。したがって、初期胚そのものを研究することは、胚の持つ仮定的権利だけでなく、その胚を生み出した人の生殖権を侵害する可能性があるということなのである。自己自身の身体への権利とは、身体のみならず、自己の身体から得られた細胞組織でできたものの使用についても及ぶのである。したがって、胚実験などの生殖技術の議論も、妊娠中絶の議論と本質的に同じく、女性の性・生殖の権利の問題となるのである。

それでは生殖技術の研究・開発は女性の生殖権にとってどのような意味を持つのだろうか。「生物の専制」からの解放という見方がある。生殖技術の革新は、婦人を子供を生み育てるという生殖の奴隷から一個の人間であり得ることへと解放し、婦人がみずからの身体に対して持つ選択や支配を維持し広げるというのである。これに対して、フェミニストのコレアは反駁する。「生殖技術者たちは、生殖技術が婦人という性に与える影響を覆い隠して、個々の婦人がこれらの技術を使用することの権利を強調する」[6]。しかし生殖技術は、逆に女性の自由を抑圧する新しい専制となり得る。つまり、医療の文脈の外にある現実が、婦人の生殖の自由を制限する道具として、これら生殖技術を奉仕させ、女性を産む機械にしてしまうというのである。ウォレンは、このような生殖技術を「専制の新しい形式」とするコレアの考えを受けて、次のようにいう。たとえば、生殖を奨励し、親の役割を強める態度あるいは政策としてのプロナタリズム(pronatalism)が支配している社会にあっては、婦人の生殖への欲望は強められている。そのため、生殖の手段を差し出すと称する治療を批判的に見極める女性の能力は麻痺させられていて、これら生殖技術を使用せざるを得ないように女性は駆り立てられている。たとえ公然の強制がなかったとしても、社会的期待の影響、医療の権威、吹聴するメデイアが不妊の女性が治療を受けないことを不可能にしてしまう。このように、故意の強制や操作がなくても、強制は特別な文化や経済体制の中に備わっているのであり、この圧力が自らの身体の使用に関して真に自律的な同意を与えることを不可能にしているのである。それだけではない。体外受精、初期胚の研究に積極的に参加させられることにおいて、女性のドナーは実験的な医療の危険にさえさらされている、と。

しかし、ウォレンは、生殖の自由を制限する不正の状態にもかかわらず、婦人が生殖の治療や研究に関して、自律的に選択することは不可能ではないと論じている。そうである以上、生殖技術の開発や研究はなされるべきでないといえないとしている。けれども、ウォレンは、婦人の自律の保証のためには、一般に指摘されているようなインフォームド・コンセント（以下ＩＣ）への訴え以上のことが必要だという。というのは、ＩＣとは、定義されているような完全な自律的同意ではなく、「実質的自律（substantial autonomy）」、すなわち強制あるいは道徳的に反対すべき不正操作の不在のことにすぎないからである。しかし不正操作がないからといって、完全な自律的選択が行われたとはいえないのである。社会的・経済的要素によっても自律的選択は妨げられるからである。しかし完全な自律は理想であり、医学の文脈において要求されるのは、その必要条件としての実質的自律なのである。

ウォレンは、生殖研究者が婦人の自律を尊重するならば、みずからが患者やドナーに対して不正な圧力となるということを認めておかなければならないいくつかの危険があるということを、そして生殖研究者が誤ってその圧力を開発するかもしれないという道を知っておくことが、不正な力の共謀者とならないために本質的であると指摘している。そして、そのためにウォレンは、医療や研究の専門家の中に婦人やマイノリティーのグループの参加がなければならないと主張する。それは、生殖研究の目標は、個々の患者や提供者の自律を尊重することだけではなくて、生殖の自由を長い目で見れば拡張することにあるからである。この目的のために、研究者たちは、細胞や有機体にだけでなくて人間の生に、彼らがなすものの結果を理解しなければならない。そうするために、彼らは、新しい生殖技術によって人格的に影響を与えられる人びとの洞察を必要とするだろうというのである。

このように英米のバイオエシックスにおいて問われているのは、生殖技術そのものの是非ではなく、生殖の自律であり、生殖技術もその関わりにおいて問われているのである。

3 生殖技術の利用——自己決定権と倫理——

生殖技術の開発・供給は倫理的洞察を必要としないのだろうか。ヨナスは、「事柄全体を私的な領域、個人的選択に解放することによって、というようなアリバイによっては、国家はここで生じたことに対する責任から抜けでることはできない」(P156)という。生殖技術の利用は、国家、そして法を実定的に存在させる国家に備わる適正さそのものの源泉、そのつど実定的に存在する法そのものが本当に正しいかどうかを審問する基準、その意味でメタレッヒトのことである国家の「倫理」の審級にもたらされなければならないという。ヨナスの考えを考察しよう。

ヨナスもまた、ウォレンと同じく、生殖権、子供を持つ権利とは、私秘的な、消極的権利であるとする。ヨナスによると、権利は、強い権利、他動詞的権利と、弱い権利、自動詞的権利とに分けられる。前者は、権利用件の獲得のために、他人の援助を他者に対して要求する際の根拠になる権利であり、たとえば、子供の生への権利が挙げられる。この権利には、他人の積極的義務が対応するのである。それに対して、弱い権利とは、他の人に、黙認や妨害しないこと以外のことを要求しない権利であり、これには純然たる消極的義務が対応するという。そして子供を持つ権利とは、生殖が二人の私秘的なものである故に、「不作為」へと相手を義務づける権利、弱い権利に属するという(P154)。

それでは、黙認を乞う権利が倫理の審級にもたらされなければならないとするなら、それはなぜか。それは、権利そのものの、および権利主体の複数性から出てくる。複数形における権利（Rechte）とは、妥協することへの覚悟と能力を持って生じているのである。したがって、この権利は、確かに譲渡し得ない権利に属するとしても、その享受において他の権利をともに顧慮しなければならないゆえに、無制限ではないということである。とくに、子供を持つ権利はその実行において、新しい仲間をつけ加えるものであるゆえに、共同体に関わるものなのである。ここにこの権利が倫理の審級にもたらされる根拠がある。この権利を制限するようなものとしては、たとえば、「未来に対する責任」「遠方に対する責任」というようなものが考えられる。

さらにヨナスは、新しい生殖技術は国家を否応なしに、最も親密でプライベートな関係の中に共演者として引き入れるという。その理由として次の三点を指摘している。(1)生殖への技術援助は医師という助力者を必要とするが、医師という職業は国家の、独占的な認可の下にあるゆえに、医師が何をなしてよいか、してはならないかに対して国家は究極的に責任がある。(2)生殖という事柄の本性上、治療や権利の主体である女性だけでなくて、他の人、すなわち夫、精子や卵の提供者、代理母、胎児、そして生まれてくる子供たちの権利と利害を、国家は調整する責任を有する。(3)生殖領域という最も個人的なものの中へのこの技術の干渉において行われるものが、われわれの道徳感情に突き当たるということである。ここに生じる願望や価値の葛藤に対して、国家は既存の法に立ち戻ることはできないので、その意志規定の仲裁者として倫理に直接向かわなければならないというのである。

たとえば器質的障害の治療の場合、それは外科的処置であり、これは健康を取り戻す権利として認められる。けれども、子供を持つ自然的能力が欠けている場合、そこには願望を実現することへの権利だけがあるのであり、この権利は他の人をそれに結び付けるのに非常に弱い権利であり、社会は普遍的な法と道徳性にしたがって、それを承認したり、拒絶したりする自由があるという。したがって、願望を実現する権利とは、他人に対して不作為をも要求することができないのである。さらにヨナスは、生物学的に欠点を持たない子供を持つという想定された権利について言及する。ここにおいては、諸々の生殖技術の可能性の供給が、さらに出生前診断、遺伝子治療をはじめとする生命技術の研究そのものの是非が問われている。ヨナスは、これらの問題は倫理的洞察の究極の源泉を必要とするという。

4 学問の自由と生命科学——パンドーラの箱——

ヨナスは研究の自由こそ、まさに他の権利との葛藤があり得ない唯一の無制約的権利であるとする。しかもこの自由は、思想の支配という状況から骨を折ってかち取られた、高価で保護の必要がある善だとする。それゆえ、われわれはこの自由への干渉に対して過敏であるのは正しいし、過敏でなければならないとしている。しかし、ヨナスはまた、このような倫理的重要性といえども、この研究の結果がたてる倫理的重要性に比すれば無のようであるという。それは、この研究の自由にもまたこっそりと矛盾が差し込まれているからなのである。しかも、研究の個々の結果（科学技術を用いた、現代の技術的行為は、集団的・累積的・共働的で未来に射程距離を置き、倫理的にもはや中立ではないということ）のゆえにだけでなくて、研究の行為の性質ゆえに、この自由もまた哲学的思慮の下に、われわれの道徳的理性の最高の資力の下に置かれなければならないと、ヨナスは主張する。

そもそも研究の自由が持つ無制約性への要求は、研究の活動が純粋に行為から区別されることに基づいている。ところが、科学技術の形態において、実践の領域への移行が生じた。そしてそれとともに科学と倫理というテーマが重要になった。技術は行為と結びついているからである。「技術―娘―がその暗い側面を持つとき、科学―その生みの親―は責められるか？」(T95)。ところが、理論と実践の諸限界が漠然となっているだけでなくて、両方が研究の核心において混ざり合っていると、ヨナスはいう。

現代自然科学は、「実験」と「操作」とを特徴としている。受動的観想が能動的介入としての「実験」に、観察は「操作」になっている。ただ、実験が生命のないものに向けられていて、そして実験室という小さな基準の中で行われていた頃は、この科学的活動は負い目がなかった。ところが、今日世界そのものが実験室となり、代用のきかない生命そのものが実験室となった。「試し」と「本番」との間の境界線が曖昧になっている。もはや「純粋理論」というアリバイはあり得ないのであり、道徳的不可侵性はないというのである。

ハイデッガーは技術の本質を、「仕立てる態度」にあると見た。近代形而上学は、「表象的仕立て直し」であり、近代自然科学は「計算的仕立て直し」なのである。ヨナスは、現代の生物科学、生命技術の本質を「事実的仕立て直し（das tatsächliche Herstellen）」にあるとする。それは、自然から自然の真理を能動的に介入すること（実験と操作）によって無理やり聞き出すだけでなくて、ここにおいて理論と実践の融合がさらに質的に先鋭化し、実験が研究対象である有機体の「根源的生産」になるということ、認識過程がオリジナルな制作になるということを意味している。科学が、観想的領域から歩み出て、自己活動的・自己増殖的現実を、新しい生物、ホモンクルスを生み出すということである。

このように、技術的成果とそのための理論的地盤の準備におけるそれ自身の技術という二つの側面において、理論と実践とが混在しているのであり、現代自然科学は、科学の領土というバリアーを失い、倫理的審判にさらされているのである。生命科学、とくに組み換えDNA研究とクローニングの研究においては、人間がそれ自身の建築術の直接の対象となっているゆえに、哲学的熟慮が、形而上学的畏怖が必要なのである。クローニングは、「人間存在から自由を故意に奪い取ること」（T192）であり、遺伝子治療は、もう一方の秤の皿の上に、「産まれていない者への実験、高い危険、失敗をどうすべきか、不手際の不可逆性、失敗の将来への広がり、……」という厄介な問題をのせることになるという。結局、技術的人間は「遺伝的修繕という保守的精神を後にして、創造的傲慢の道を歩き始めることになる好奇心で満ちた冒険というパンドーラの箱を開く」（T216）というのである。

それでは、パンドーラの箱を閉じておく見込みはあるのだろうか。ヨナスは、慈善という誘惑に一度抵抗しなければならないという。それは進歩の遅緩を帰結するかも知れない。しかし、進歩は随意選択的な目的であり、社会の危険の予防に比べて、必要不可欠なものではない。これは、現在の観点からだけでなく、未来の観点からもそうなのである。「プロメテウスの誘惑に対して、われわれ、今日の者、解放されたものは、かつての人びとよりも備えをしていない。しかし以前の人びとよりもわれわれ自身の能力の悪魔に対して堂々と打ち勝つものを、われわれ、今日の者は必要としているだろう。われわれの完全にタブーから解放された世界は、自らの新しい力の種類に面して、自由意志で新しいタブーを築かなければならない」（T217f.）。

注

（１）Hans Jonas, Das Prinzip Verantwortung, Suhrkamp, 1984.　なお、本文中の（　）の数字はヨナスの著作からの引用頁数。記号は以下に従う。V: Das Prinzip Verantwortung, Suhrkamp〔邦訳『責任という原理』加藤尚武監訳・東信堂・二〇〇〇年〕; T: Technik, Medizin und Ethik, Insel, 1990; P: Philosophische Untersuchungen und metaphische Vermutungen, Insel, 1992.

（２）加藤尚武『最新・生命倫理学入門』（http://www.ethics.bun.kyoto-u.ac.jp/kato/bioethics.html）、『脳死・クローン・遺伝子治療』（ＰＨＰ新書、一九九九年）。

（３）Karl Jaspers, Philosophie II, Springer, 1973, S. 201-228.

（４）Richard Wisser (Hrsg.), Martin Heidegger im Gespräch, K. Alber, 1970, S. 71f.

（５）Mary Anne Warren, Is IVF Research a Threat To Women's Autonomy? in: Embryo Experimentation, P. Singer et al. (ed.), Cambridge, 1990, 125-140.

（６）Gena Corea, The Mother Machine, in: The Ethics of Reproductive Thechnology, K. D. Alpern (ed.), Oxford UP, 1992, 228.

＊本稿は、『東北哲学会年報』一一（一九九五年）に掲載されたものに加筆・修正したものである。

盛永審一郎

第1章　生殖補助医療技術について

1　生殖補助医療技術の位置

生殖とは生み殖やすこと、生まれ殖えることである。英語では reproduction という語がこれに当たる。生物が自己と同じものを生み出してゆく働きである。要するに子をつくる働き、ひいては子孫を残す働きであり、一般には雌雄（男女）が共同してこれに当たる。生物種を存続させるのに不可欠の働きであり、それが失われれば、その種は滅びてしまう。別言すれば、現存する生物種はそうした働きを効果的に維持し続けてきたということである。ただし、種の中の個体数が減少し、存続が危ぶまれる事態も出てくる。そうした事態にあって、種の危機を回避する行動を各個体が本能的にとることもあろう。人にあってはこうした際に、本能的のみならず、意識的にも対処しようとする。

生物個体にあって、子の産出に関与し得ないものが当然存在する。それでも、他のものがそれを補う形で子をつくっていれば、種は存続し、問題はないといえる。人の場合もある程度、そういってよい。しかし、人の場合、個体は自己自身の子を持ちたいとの念が強く出てくる。それには後述する家族の問題も関わっている。

個体が自己の子孫を残すという努力は昔からあった。社寺に願かけをするのはともかくとして、多くの妻を持ったり、また精力剤を試したりということはあった。しかし、生殖に技術が持ち込まれるようになったのは比較的最近のことである。妊娠した際に、その胎児をいかに無事に出産まで至らせ、そして乳児期の危険を乗り越えさせるかという産科学の発展はあったものの、妊娠までも技術的に実現するようなことは、せいぜい二十世紀中葉からといってよいであろう。生殖補助医療技術の幕開けである。

この生殖補助医療技術で今から振り返ってもやはり画期的であったといえるのは、一九七八年のイギリスにおける体外受精の試みである。それ以前ではどうであろうか。生殖補助技術としては人工授精といわれるものが既にあった。その技術はとくに高度なものではない。これには配偶者間人工授精（artificial insemination with husband's semen＝AIH）と非配偶者間人工授精（artificial insemination with donor's semen＝AID）がある。ＡＩＨは何かの理由で性交ができない時、夫の精子が弱いながらもまだ受精能力のある時などに行われる。これに対しても、人工的で不自然であるとか、夫婦間の事柄に他者が介入するという点で異論も生じ得るが、問題は少ない。これに対し、ＡＩＤは不妊の原因が夫の側にありＡＩＨによる妊娠も不可能な場合に、他人の精液の提供を受けて行われる。これにより生まれてくるのは、生物学的にいえば妻と他の男性との間の子であり、精神的な負担となり得る。また、その子を嫡出子として届け出るのが普通なので、法律的にも問題が多い。

こうした従来からあった人工授精も倫理的に問題をはらんでいた。しかし、人工授精を中心とする生殖補助医療技術が脚光を浴び、また倫理問題がやかましく議論される大きなきっかけとなったのは、一九七八年、イギリスでのルイーズ・ブラウンの誕生であった。ルイーズは、世界初の体外受精によって生まれた子である。体外受精は英語ではＩＶＦ（in vitro fertilization）といわれる。これはガラス（の容器）内での受精という意味である。体外受精の適用対象は、たとえば妻の卵管に異常がある場合である。そのため受精が不可能な場合、卵子を取り出して、体外で夫の精子と受精させる。そうしてできた胚が八から十六に分割した頃、妻の子宮に戻して着床させ、あとは通常の妊娠過程と同じである。この胚移植（embryo transfer）も含めて、体外受精のことをより詳しく体外受精・胚移植（ＩＶＦ・ＥＴ）ということもある。ルイーズが誕生した時、「試験管ベビー」と騒がれた。受精が体外の試験管内（より正確にはガラス皿上）でなされ、新たな生命が誕生するという意味では間違いとはいえない。しかし、わずか二、三日で子宮に戻されるので、試験管の中で胎児が成長してゆくような印象を与える「試験管ベビー」という表現は誤解を招く。そうした「人工子宮」は今のところ実現性に乏しい。

体外受精は、通常の夫婦間の不妊の解決に役立つ。当時、二つの問題点が指摘されていた。一つは、そうした性と生殖の領域に人間の技術が介入することへの反発であり、もう一つは、まだ未知で不確かなところの多い領域に踏み込むことの危険性である。後者についていえば、その後二十年あまりを経て、とくに大きな問題は指摘されておらず、医療技術として定着したといってよい。わが国でも一九八三年に体外受精による最初の子が誕生している。生殖技術は、人に適用される以前に、畜産上の技術としての蓄積をもっていた。(1) これが当初からの安定した技術の確立に寄与したものと思われる。前者についてはどうであろうか。体外受精は初期の例のように通常の夫婦間の不妊に用いられる限り、倫理的問題は少ない。またＡＩＤなどの生殖技術で出てくるような、法律上の問題も生じない。当時見られた反発は過剰なものだったという気がしてくる。種痘法であれ輸血法であれ、人びとの「偏見」や「迷妄」を克服するなかで確立されてきた。当時の反発も偏見の産物ではないだろうか。だが、その反発にはある程度根拠はあった、といわざるを得ない。体外受精の成功は、その後の生殖技術の急速な発展・拡大の幕を切って落とすものだったからである。

その後の状況を少し眺めてみよう。ルイーズは新しい生殖技術によって生まれたとはいえ、父親の精子と母親の卵子によるものであり、生物学的にはこの両親の子である。また体外で受精したとはいえ、間もなく母親の子宮に戻されてそこで着床し、月満ちて生まれた。しかし、ここで精子、卵子、母胎を任意に設定することも技術的に可能となった。他人の精子を用いるのは、既にＡＩＤにおいて見られた。体外受精に頼れば他人の卵子を用いることもできるものの、その場合は体外受精よりも、第三者の女性の体内で受精させる方が簡単である。夫婦に由来する胚を第三者の女性に移植する、いわゆる借り腹による方法は、体外受精の方法の拡張である。体外受精の方法を用いることにより、精子・卵子の出所、受精の場所（体内、体外）、胎生の場所（母、第三者）について、いく通りもの選択肢を得ることができる。子をどうしても欲しいという夫婦にとっては朗報かもしれないが、種々の倫理的・法的問題が生じざるを得ない。精子や胚の凍結保存技術の確立は、さらに生殖の幅を広げた。これによれば、世代的にひどくかけ離れた男女間の子の誕生も可能となる。また、これまでの胎児診断から一歩進んで、胚の診断技術も開発されてきている。それにより、体外受精によって得られた複数の胚のうち、望ましいものを選別して母体に入れることができる。こうした選別には倫理的に問題は残らないだろうか。

生殖技術の周辺でも問題が生じている。精子や卵子が人工授精との関係で、容易に入手可能となり、操作の対象となった。もしこれを勝手に受精させて実験したらどうであろう。今の技術では、体外である程度以上に成長させることはできない。とはいえ、受精の瞬間から人となると見るキリスト教カトリックの立場に立てば、これは重大な犯罪になり得るし、それを死なせれば殺人罪に当たることになる。そこまではいわないにしても、生殖医療とは関係なく、胚あるいは精子、卵子を操作することは認めないのが原則となろう。ただし、生殖医療をより確かなものにするためは、それらを対象にしてある程度の実験も必要になってくる。そこで次のような議論も出てくる。つまり、勝手に受精させてその胚を実験対象とするのは許されないが、生殖医療の過程で生ずる余剰胚はある条件下で実験対象としてよい、というものである。体外受精によって得た胚を母体に戻すような場合、複数の胚を得て、一部を予備とするのが通例である。無事に初回で成功すれば、それらは必要なくなり、余剰の胚ということになる。高度医療を裏付ける医学研究の必要からいえば、これらを実験対象とすることもやむを得ないかもしれない。ここに倫理的な問いが生ずる。余剰胚を実験に用いてよいか。よいとした場合、どういう条件を課すべきか。生殖技術の発展は、この種の多様な倫理問題を引き起こすことになる。

医療におけるこうした問題に、私たちはいつも敏感でなければならない。とりわけ新しい技術が、新しい分野が、急速に開けていく時はそうであり、暴走や逸脱に歯止めをかけることがしばしば必要になってくる。そしてその前提となる指針作りも重要である。これは法律制定や裁判判例、官庁の出す政令や省令によって示すこともできる。また学会や職業団体（たとえば医師会）によって提起されることもある。さらには国際的な条約や声明となって表れることもあろう。しかし、いずれの場合もその前提として、入り組んだ問題を解きほぐし、民意を問いながら指針を出していく委員会のようなものが有効に機能するのが望ましい。生命倫理の分野で、価値ある働きを示したとして評価されるものにアメリカ大統領委員会、正式には「医学および生命医学・行動科学研究における倫理問題検討のための大統領委員会」（一九七九〜八三年）がある。これは医学の専門家以外に様々の分野から委員を任命し、調査・研究するとともに、公開討論を重ねた。そして十一の報告書を出した。テーマは死の定義や延命医療の在り方、研究被験者の保護、遺伝性疾患のスクリーニングとカウンセリング、医療における意思決定など、多岐にわたっていた。

生殖技術に関してこうした役割を果たして影響力を持ったのは、イギリスのウォーノック委員会であった。最初の体外受精に成功したイギリスにおいて、一九八二年に哲学者メアリー・ウォーノックを長とする委員会が設けられた。その役割は「ヒトの受精と発生学に関わる医療と科学の最近の、また今後予想される発展」を検討し、「そうした発展の社会的・倫理的・法的意味をも考慮しながら、どのような政策、保護対策がとられるべきか」を検討することにあった。そして一九八四年に勧告書、いわゆる「ウォーノック報告」が出された。この報告では、始まって間もないＩＶＦと、以前から行われていたＡＩＤを主として取り上げ、それらの実施にあたっての指針、またそれらの実施から派生する問題を検討している。報告は条件付きでそれらの研究や臨床応用を認めている。その際、注目されるのは、それらを管理してゆくために、法律に基づいた許認可機関を設立すべきだと考えていることである。ＡＩＤやＩＶＦは、この機関の規制を受けながら実施することが認められる。その機関で個々のケースについて検討されることにもなるが、報告では次のような指針を示している。精子のみならず卵子の提供も認めているものの、（他人の子宮内で受精させた）胚移植や借り腹は認めない。臨床において精子・卵子・胚の取り扱いについては、次のように規制している。余剰胚については、十四日を越えて成長させてはならない。凍結保存については、技術レベルを考慮して現段階では凍結精子についてはその使用を認め、凍結卵子については認めず、凍結胚については許認可機関の監督のもとでならよいとしている。民法上の問題にも触れている。多様な生殖形態から生ずる親権や相続権の問題、また凍結保存されている胚、また精子・卵子の所有権の問題を論じている。基礎研究上の問題にも触れていて、たとえば十四日を越えた胚の研究は禁止し、十四日以内のものについては許認可の対象としている。またヒトを含む異種間受精やヒト胚を異種の子宮に移すことなどを勝手に行うことは犯罪である、としている。

2　生殖補助医療技術のその後の展開と倫理的アポリア

生殖補助医療技術は、他の多くの医療とは違った特質を持っている。一つには、これが重大性、緊急性に乏しいということがある。もちろん子を持てるか否かは、ある人びとにとっては生死に次ぐほどの重大事である場合もあろう。とはいえ、一般的には、あるいは比較的には重大性、緊急性に乏しいといわざるを得ない。第二に、これと関連することであるが、生殖補助医療技術は技術的にかなりのことができるにもかかわらず、倫理的配慮などからその実施をかなり抑制しているということがある。これらに加えて、この技術を受ける側の負担もかなりのものであり、とりわけ女性の側の負担は非常に大きいといわれる。しかもそれにより子を得る確率は必ずしも高くない。

このためにこの技術の受け止め方、実施の状況も国によってまちまちである。アメリカ合衆国ではかなり積極的に、あるいは自由に取り入れられている。ヨーロッパでは体外受精を初めて実施したイギリスは比較的自由である。ドイツや日本は厳しい規制をしている。そこで、まずアメリカの実施状況とそれについての議論を追ってみよう。主としてペンス『医療倫理』[2]の叙述を参考にする。同書は改定を重ねていて新しい情報が見られるうえ（邦訳は二〇〇〇年の第三版によっている）、冷静かつ総合的な視野に立っているからである。この本の第五章は「生殖補助医療」に当てられており、章を改めて第六章として「代理出産」を取り上げている。

全体としてはアメリカの事例から成っている同書においても、この領域では体外受精によるルイーズ・ブラウンの誕生を機軸に置いている。産科医パトリック・ステップトウと生理学者ロバート・エドワーズがこれを試みることになる経緯から始まり、ごく健康に育って成人に達したルイーズの現在に至るまでを詳しくたどっている。生殖補助医療技術の倫理的問題としてペンスが挙げているのは、次の五つなどである。①生殖補助医療技術それ自体の倫理的妥当性、②生殖補助医療技術の進歩により操作の対象になってきた胚の位置の問題、③生殖補助医療を実施する施設やその医療を支える経済の問題、④その医療の個々の実施が容認される要件、また生まれてくる子の知る権利の問題、⑤代理出産のもたらす固有の問題、である。

まず、倫理的妥当性についてであるが、これについて欧米ではっきりとした主張をしてきたのは、キリスト教、とくにカトリックであり、ペンスはそれを解説している（この問題については、第三節で取り上げる）。それとともに体外受精などの危険性もまた問題となり得る。当時、これについて議論があったし、わが国にあってもその点について危惧が持たれたことを思い出す。ペンスはその危険性は許容できる範囲内であったと評価している。ペンスが確認しているように、ルイーズはその後順調に育って成人しているし、引き続きなされた他の体外受精でも、とくに問題になることは出てこなかった。危険性をまったく伴わずに生命現象を扱うことは不可能であり、その危険性が確かな根拠により許容の範囲内のものであることが確認されれば、実施を規制する理由はないというのがペンスの考えである。体外受精は、生殖医療において初めて胚を体外に取り出し、公然と操作の対象とすることになった。受精の瞬間から人であると言うにしても、以前ならその受精の瞬間を事後的に推定しているにすぎなかった。操作の範囲はすぐに広がった。胚の凍結保存技術が開発された。また、成功度を高めるために余分に胚をつくるため、余った胚をどうするかといった問題も出てきた。胚を過度に尊重し、人ないし人に準ずるように見る見方に対して、ペンスはかなり冷淡である。ペンスによると、アメリカにおける生殖補助医療の急速な拡大には、産科病院で競ってこれに取り組み、よい商売になったという事情もあった。しかし、成功率は必ずしも高くないので、不妊のカップルに多くの空しい負担を強いることにもなった。こうした医療をどこまで公的資金で援助するのかも問題になる。アメリカでは個人負担としていることが多いのに対し、オーストラリアでは国で援助しているようである。

技術の発展・拡大に伴いかなりのことができるようになり、それに対する検討や規制も必要になってきた。他人の精子や卵子を用いてもよいのか。よいとすればその他人はどのような人であるべきか、たとえば匿名の他人がよいのか、といった問題が出てくる。また他の女性に産んでもらうといういわゆる代理母というのは適当であるのか。凍結保存した精子や受精卵の使用限度は定めなくてよいのか。他人の精子、卵子の使用、また代理母など、第三者が関与する場合は人権に関わる法的問題が多く出てくる。代理母についていうと、技術的にはさほどのものでないことが多い。代理母では一九八〇年代の後半に問題となったベビーM事件はそうである。これは子供の欲しいＳ夫妻がＷ夫人と代理母契約をしたことに始まる。妻

Sは妊娠・出産が困難であるため、夫Sの精子を用いた人工授精によりW夫人が子を産むというものであった。ところが、いざ子供が生まれると、W夫人は自分の子であるということで、S夫妻への引き渡しを拒んだ。このため裁判となったのである。代理母には、これとは別に体外受精による方法がある。これにもいく通りか考えられるが、妻が妊娠を継続することが困難な場合、夫婦の精子・卵子を体外受精させてできた胚を第三者の胎内に移植する方法がある。これはベビーMのような代理母（サロゲート・マザー）と区別して借り腹（ホスト・マザー）ともいわれる。このようにして様々な組み合わせがあり得ることになってくる。

アメリカでは、州によって異なるとはいえ、このような生殖補助医療技術がかなり自由に行われた。そのため法的な問題、人権上の問題も多く出てきた。とくに他人がその生殖に関わってきた時に問題は大きい。どのような他人を関わらせるか。第三者に匿名で関わってもらうとすると、その人をどう選択するか。その人に報酬を払うのは適切なことか。その人についての情報管理をどうするか。生まれてきた子が将来、自分の生物的親のことを知る権利を保証すべきではないのか。生殖補助医療を進めていくにあたっては、これらの問題に筋道をつけていかなければならない。

さらに商業化の問題がある。精子、卵子、受精卵の売買、代理母に対する謝礼の問題である。商業化を避けるため、無償にすべきだという意見も強い。ただ、代理母の場合はいうまでもなく、卵子の採取にあっても女性の負担は多い。無償とすれば、そうした生殖補助医療は成り立たなくなってしまう恐れがある。その場合は第三者ではなく近親者に頼るという方向に進まざるを得なくなるであろう。

一九九七年の初頭にクローン羊誕生のニュースに世界が沸いた。スコットランドのロスリン研究所でウィルムットらはクローン羊の誕生に成功し、ドリーと名づけた。ドリーは核を除去した未受精卵に乳腺由来の核を移植することによって誕生したものである。ドリーはその乳腺を持っていた羊と遺伝子的には同一、ないしほぼ同一（ミトコンドリア遺伝子については未受精卵の出所となる羊のものを受け継いでおり、その影響を考慮すればわずかに違うと見なされるので）ということができる。こうした生殖はもはや、生物で一般的な雄と雌（男女）による有性生殖という枠からも外れてしまう。まだ動物での実験段階にあるとはいえ、今後の急速な進展を考慮して、各国で既にこれを人に適用することを禁止ないし規制している。

ちなみに、ペンスはヒト・クローンを擁護していることで知られており、『医療倫理』でもその立場が示されている（二〇七―二三頁）。ペンスは体外受精のことを考えるように言う。体外受精が始まった当時はそれに対する違和感も強く、生まれた子がこうむる不利益について語られた。けれども、そのうちに社会に受け入れられ定着してきた。人びとの態度も変わるのである。体外受精同様、クローンもまた妊娠を引き受ける女性が必要で、安易な一般的医療となることはあり得ない。もちろん、安全性は確かめられねばならず、動物実験でも成功率が非常に低いため、現段階で実施すべきでないのはいうまでもない。ただ、ペンスによれば、通常のお産に近い安全性が見込めるようになったら実施してよいのである。遺伝子が同じということでの問題についていえば、クローンを望む側の意図が問題にされる。しかし、通常の出産でもそうした意図が働かないであろうか。遺伝的に同じということでは、これまで一卵生双生児の例があった。クローンの場合、ミトコンドリアの遺伝子の違いということがあるし、それにそもそも遺伝子が同じでも環境その他の要因で個体はかなり違ってくるものなのである。単なるコピーなどではあり得ない。ペンスはこのように主張する。ペンスはクローンについてこのように楽観的に展望している。クローンを含めて生殖補助医療技術について、現状をどう見、将来をどう展望するか、難しいところがある。

＊

日本では、アメリカに比べると生殖補助医療技術についてはかなり慎重な態度を取ってきた。代理母は認めてこなかったし、体外受精の対象は夫婦に限ってきた。これは一つの良識ある態度だったといい得る。とはいえ、この技術に対する要望も強く、従来の方針に反してこれを実施する医師も現れてきている。また以前より、子供を得るためにアメリカなど海外に行く人が後を絶たず、インターネットによる情報も飛び交って増加する兆しも出てきている。

わが国でも、この技術の転換点になったのは体外受精であったということができる。わが国での体外受精の第一例は、一九八三年のことである（東北大学）。それ以前にＡＩＨとＡＩＤが行われていた。ＡＩＨはともかく、ＡＩＤの是非はその後の生殖補助医療技術の議論でも問題になるので、ここで触れておきたい。ＡＩＤによる子供は、わが国では一九四九年が最初で、慶応大学病院で実施された。以来、この方法によって生まれた子は一万人をはるかに超えているとされる（アメリカでは一九八〇年代前半でもすでに三十数万人といわれている）。誰を提供者に選ぶかも問題であり、わが国では実際には医学生に提供してもらうことが多かったようだが、問題も多い。しかしＡＩＤの倫理的・法的、さらには社会的な検討はオープンな形では議論されてこなかった。

一九八三年に体外受精による子が初めて誕生するに及んで、わが国においても生殖補助医療技術の妥当性について、それを実施する条件について公に議論せざるを得なくなってきた。その際、これに関わる最大の学会である日本産科婦人科学会の会告がその指針を示すという形がとられ、最近に至るまで続いてきた。これでは、国民に開かれた形の議論にはならないという批判もあった。他面、まがりなりにも医療者として、この医療を実施していく上での方針を国民に対しても明示したという点は評価してよいのではないか。一九九八年までに出された会告を年代順に列挙してみよう。

①「体外受精・胚移植」に関する見解　一九八三年十月
②ヒト精子・卵子・受精卵を取り扱う研究に関する見解　一九八五年三月
③「体外受精・胚移植の臨床実施」の「登録報告制」について　一九八六年三月
④パーコールを用いてのＸＹ精子選別法の臨床応用に対する見解　一九八六年十一月
⑤死亡した胎児・新生児の臓器等を研究に用いることの是非や許容範囲についての見解　一九八七年一月
⑥先天異常の胎児診断、特に妊娠初期絨毛検査に関する見解　一九八八年一月
⑦ヒト胚および卵の凍結保存と移植に関する見解　一九八八年四月
⑧顕微授精法の臨床実施に関する見解　一九八二年一月
⑨ＸＹ精子選別におけるパーコール使用の安全性に対する見解　一九八四年八月
⑩「多胎妊娠」に関する見解　一九八六年二月
⑪「非配偶者間人工授精と精子提供」に関する見解　一九八七年五月
⑫「ヒトの体外受精・胚移植の臨床応用の範囲」についての見解、「着床前診断」に関する見解　一九九八年十月
（一九九九年七月　改定）

［以上はインターネットで解説とともに見ることができる。ただし④は⑥によって方針変更されたため、削除されている。［3］］

これにより、新しい生殖技術がもたらしている問題をある程度概観できる。おおまかに分類してみると、①、③、⑦、⑧、⑩は新しい生殖技術に直接関わる事柄であり、④、⑥、⑨は新しい検査法・選別法がもたらす事柄、②、⑤は生殖技術に関する研究、また生殖技術から派生する研究上の事柄である。⑪は従来の技術の再確認といえる。［4］

これら会告は、専門的医師集団による自己規制という性格を持つ。もちろんウォーノック報告はじめ、国内外の意見を参照しつつまとめたものであろうし、その際、日本の国情も考慮している。「日本の社会通念」に従い、欧米で試みはじめられている胚提供や代理母は認めない方針をとっている。このような会告の趣旨は、それなりに評価してよい。ただ、これらの問題に対する指針を専門的医師集団内部で処理してよいかどうか、疑問は残る。一般人を交えて、公開で議論を深めることも必要である。ウォーノック報告では許認可機関の設置を勧めているが、これは学会が担当するのではない。その機関には専門家以外の参加を求め、委員長は専門家以外の者を任命すべきだとしている。また会告には原理的考察が乏しい。それをせずに、無用な対立を避けて一致点を探るという知恵なのかもしれない。

このように学会の会告を指針として進められてきたわが国の生殖補助医療技術について、それなりに評価するとしても、いくつかの問題は残る。二点を取り上げたい。まず、会告の持つ規制力である。一九九八年六月に長野県の根津八紘医師が学会会告に反する生殖補助医療を実施していたことを明らかにした。すなわち、妻の実妹から提供された卵子と夫の精子を体外受精させ、その胚を妻に移植して九七年春に出産に至った。これは体外受精において他人の卵子を用いることを禁じた会告①に反するものである。また、卵子提供者を匿名の他人ではなく（かねてから行われていて学会では会告⑪で追認したＡＩＤでは、匿名の他人からの精子提供を想定している）、妹としたことについても検討が必要となろう。日本産科婦人科学会では会告に違反したこのケースについて審議した結果、根津医師を除名処分とした。しかし、根津医師は学会を除名されても、引き続き医療行為を続け、同様の生殖補助医療を行うことができる。学会は、単なる目安としてではなく、遵守さるべき指針として会告を出してきた以上、根津医師を除名したのは理解できる。けれども、これにより学会の会告という形で規制していくことの限界も明らかになった。指針の遵守を貫くためには法的整備も必要であろう。少なくとも、学会の中だけで決着をつけるのでは済まなくなってきた[5]。第二点は、今の例でも見られたことであるが、わが国ではこれまで生殖補助医療技術を学会レベルでかなり厳しく規制してきたため、生殖補助医療技術について国民的レベルで広い範囲の議論がなされてこなかった。アメリカでは代理母などをはじめ生殖補助医療がかなり幅広く行われているため、トラブルも生ずる一方でこれについての議論も盛んである。他方、ドイツでは日本と同様規制が厳しいが、立法による規制をとったため、国民的なレベルでの議論がなされてきている。

こうした状況下でわが国も生殖補助医療技術の倫理問題に、より積極的に取り組むようになってきた。その一つが厚生省（当時）の諮問機関である厚生科学審議会の「生殖補助医療技術に関する専門委員会」の立ち上げである。九八年十月に始まり、二〇〇〇年十二月に最終報告を出した（本書第９章を参照されたい）。この報告では、第三者の精子や卵子、受精卵（胚）の使用を広く認めている。それらは匿名の第三者からの無償の提供を基本としながらも、特例としては兄弟姉妹などの近親者も認め得るとしている。

そうした生殖医療の適切な実施に向けて、提供者の情報を管理する公的管理運営機関、指針をつくる公的審議機関、カウンセリング体制の整備などを三年以内に行うべきだとしている。なお、代理母は認めていない。このように、わが国の生殖補助技術の状況は新たな段階に来ている。生殖補助医療技術の周辺領域での議論、すなわち出生前遺伝子診断、人体発生関連の医学的研究、クローン技術などをも視野に置き、倫理的検討が必要となってきている。

3　生殖補助医療技術の倫理的検討

人の生殖は現在の生殖補助医療技術を用いれば、性とは関係なく、より限定した言い方をすれば性欲や性行為と関係なく行われることがあり得る。しかし、今後とも性と生殖は密接に関係してゆくし、性の欲動と生殖の欲求・願望は密接に関係している。欲動（欲求、本能）は生物一般にとってと同様、人をも根源的に規定している。そうした欲動として、食欲と性欲が二つの基本をなすとされることがある。そう言った場合、食欲は個体の存続の基礎であり、性欲は種の存続の基礎ということになる。この二つの基礎の上に人を含めて、一般に生物体が存立している。

ところで、性欲ないし性行為は基本的には生殖の原理であるとしても、生殖からある独立性を保ってしまうことがある。こうした問題をかつてフロイトは追究していた。これを彼の『精神分析入門[6]』によって見てみよう。第二十講「人間の性生活」、第二十一講「リビドーの発達と性愛の組織」がこうした点に触れている。フロイトは性の側からこの問題を追究している。知られているように、彼は幼児期にも性的な欲動や働きを見出す。もちろん幼児期の性は一般に生殖に結びつき得ない。とはいえ、その生活においてこの欲動と働きは重要な位置を占めている。思春期における性器の発達が性生活における転回点をなす。そこにおいて性が性器へと収斂してゆき、性生活が生殖という意図に従属するようになる。ところが生殖という目標を放棄してしまって、もっぱら性的快感を追い求めるような状態が生ずる。そうした性愛は倒錯的であるとされる。フロイトはしかし、こうした倒錯を軽視したり異端視することはしない。それは幼児期の非生殖的性愛を引き継いでいる面もある。また倒錯的性愛もそれがめぐりめぐって正常な性行為に行き着けば、もう倒錯的ではなくなる。かくして性と生殖は必ずしも一致するわけではなく、生殖とは関係のない性的なものがあるとするのがフロイトの立場である。子供を産むということに私たちは何の猥褻さを感じないし、それは性的というには当たらないことにも彼は注意を促している。

そうすると私たちの子供を持ちたいという欲求の根拠は、性的欲求とともにどのようなものを考えなければならないのであろうか。性と生殖について明確な筋道をつけ、それにより私たちが問題にしている生殖補助医療技術にもきっぱりとした姿勢を示しているのは、キリスト教カトリックである。教皇庁教理省「生命のはじまりに関する教書」[7]は、急速な発展を見せはじめた生殖補助医療技術に対して厳しい枠をはめようとするものである。

キリスト教にあっては、一般に性に対して厳しい眼を向けているといってよい。とくに厳格な立場に立つ人は、性的営みは生殖の手段としてのみ容認され、そうした目的を持たない性的行為は罪であると考える。アウグスティヌスはこの立場に立っており、そうした考え方はキリスト教の伝統の中に連綿と続いている。先の「生命のはじまりに関する教書」においてもそうした考え方は受け継がれているが、多少緩くなっている。性行為は結婚した夫婦間のみで認められる。しかし、そこにおける性行為を生殖という目的のみに限定してはいない。それには二つの意味がある、と言う。すなわち「夫婦を一体化させる」ことと、「生殖」すなわち「新しい生命を生み出す」という二つの意味がある。これに、受精の瞬間に新しい生命が、一個の人間が生まれるとする立場が合わさって、カトリックの生殖補助医療技術に対する見解が構成される。

こうした立場からは人工妊娠中絶が禁止されるとともに、受精卵、胚に対する実験、またそれらの遺棄は認められない。また、避妊も認められない。性行為の二つの意味を意図的に封じることになるからである。生殖補助医療技術については、非配偶者間の人工授精や体外受精は認められない。それでは、配偶者間の体外受精はどうであろうか。それを認めていないものの、表現は多少慎重になっている。不妊に悩む夫婦の願いは無視し得ないものがある。しかしこの方法は、まず受精卵を操作の対象とし、その過程で少なからぬ受精卵を結果的に死なせることになるという点で問題がある。それが避けられたとしても、もちろん問題がある。生殖が夫婦の性行為と切り離されてしまい、さらにそれを医師などの第三者の能力や技術に委ねてしまうことになる。それは「夫婦の一体性と生殖の尊厳に反するものである」。その上で、体外受精は認められないけれども、それにより生まれてきた子は神の賜物として愛のうちに育てられるべきだと付け加えている。同様に配偶者間の人工授精も認められない。ただし、その方法が夫婦間の性行為に取って代わるのではなく、夫婦間の性行為の「自然な目的の達成を助けるために用いられる場合」はよいとしている。カトリックのこのような考え方は、保守的であるとか頑迷であるといえなくもないものの、筋は通っている。ただ、これを固守することから、私たちはだいぶ隔たってしまっているということは確かである。

生殖補助医療技術は、人における性と生殖の関わりを改めて検討することを求めているように見える。先にフロイトを引きながら、生殖から自立して展開する性の欲動について見た。もちろん、まったく自立してしまうことはむしろ稀で、生殖と微妙な対位法をなして展開しているのが実際であろう。それでは、生殖の側に重点を置いて捉え返してみたらどうであろうか。生殖は性にいつでもぴったり寄り添っているわけではない。それに、生殖補助医療技術はしばしばやむを得ずということではあるにしても、性の欲動から切り離された生殖を志向している。

かつては性と切り離された生殖は考え難かった。強いていえば、子を持つといった場合、いわゆる実子でなくて養子をもらって十分愛し、大事にしていたではないかといった議論がある程度だ。しかし、性↓生殖というつながりも、そう単純なものではないということを人は密かに感じていたように思える。ショーペンハウアーがそうである。彼はこんなことをいっている。

「どの婦人も、生殖行為に際しては驚かされ、恥ずかしさに消えいるばかりの思いをさせられるのであるが、ところが妊娠したとなると、羞恥のかげりも見せず、否一種の誇りをさえまじえて、見せびらかして歩く。一体ほかのどのような場合でも、間違いのないたしかな証拠はその証拠によって示されている事柄それ自身と同意義のものと考えられるのであり、したがってまたなしとげられた交合のどのような証拠も婦人を極度に赤面させるのであるが、ただ妊娠だけはそうではないのである。[8]」

ショーペンハウアーは皮肉まじりにいっているが、ここで決して揶揄に終わっているわけではない。交合（性行為）が「羞恥と汚辱」の中にあるとすれば妊娠は「純潔にして無垢」なのであり、それで貸借が釣り合うのだ、と彼はいう。交合は男子の仕事であり意志の原理に、妊娠は女性の仕事であり知性の原理に帰着するとしているが、そうした彼の哲学の枠組みにここで深入りすることはできない。ここでは性と生殖の間に存し得る不連続を確認すれば足りる。

ショーペンハウアーの時代にはしかし不連続があるといっても、性と生殖の間の物理的（生理的）つながりは宿命的なものであった。それが現代では生殖補助医療技術により、性をカッコに入れた生殖が成り立ち得るようになった。そうすると性の欲動と一応切り離されてもなお残る、子孫を持つことへの欲求とは何か、改めて問わざるを得ない。そこで生物体一般の生殖を考えた時、動物において雌雄の性行為によるのが主流であるとはいえ、中には必ずしもそれによらないものがあることに気がつく。それは必ずしも動物の中の最下級なものというわけではない。ハチやアリなど社会的集団生活を営むものにこれがみられる。ウィルソンらによる社会生物学がこれを追究している。主として彼の『人間の本性について』(9)によりながらこの点を見てゆこう。生殖への欲求はとりあえずは子を作ることへの欲求である。そしてそれを通じて子孫を残そうとする欲求である。多くの動物について、この欲求は生殖を媒介する性の欲動としてまず現れる。とはいえ、ハチやアリの世界にあっては、有性生殖とともに無性生殖が行われる。さらには子孫を残さない個体がいる。すなわち、働きバチはそのコロニーの維持に献身的に努めるが、自己自身の子孫は残さない。これはどのように説明されるであろうか。自己保存という生物学原理の例外とみなすべきなのか。つまり自己保存という原理を放棄して、利他的行動をとっているのであろうか。これについて社会生物学はその個体の利他的行為とするのではなく、それにより、みずからに近い血縁をいっそう殖やすことになっていると説明する。いわば自己の遺伝子を保存しようとする。その意味での「利己的遺伝子」の働きが根底にある。このように解釈することにより、社会生物学は利他的行動を認めることなく、自己保存の進化論的原理の貫徹を確認することができた。

それにしてもなぜ、人を含めて多くの生物は有性生殖に頼っているのか。自己の遺伝子を残すということにかけては単為生殖（無性生殖）のほうがすぐれている。そうすると有性生殖の意義は何か。これについてのもっとも標準的答えは、それが多様性を生み出すからだというものである（二二七頁）。それにより適応性が増し、生き延びるチャンスが増える。ここでしかし、次のような疑問が持ち上がる。確かにこうして適応性は増すかもしれないが、それは元の遺伝子からの変異をもたらすことではないか。元の遺伝子を薄めることにはならないか。そうだとすると自己の遺伝子を残すという利己的遺伝子の立場と抵触することになりはしないか。これは、自己の保存ないしは自己の遺伝子の保存を個体レベルで捉えるか種レベルで捉えるかということに帰着する。これについてウィルソンは次のように整理している（二八九―九〇頁）。サメの仲間では自然選択は多くは個体レベルで生ずる。カツオノエボシをはじめとするクダクラゲの仲間ではコロニー（集塊）が自然選択の単位になっている。ミツバチやシロアリをはじめとする社会的昆虫も同様である。そして人間はその中間に位置していると彼はいう。さらに限定して次のようにいっている。

「証拠からみて、人間は、そのスペクトル上で、個体を単位とする端点にかなり近いところに位置しているものと私は考えている。我々の位置は、サメのそれと違うし、利己的なサルや類人猿たちのそれとも違っている。しかし、当該のパラメーターだけについて言うなら、我々は、ミツバチよりもサメやサルの仲間に近いところに位置しているといえるのだ。」（二九〇頁）

さらに続けて次のようにいう。

「部族や国家に捧げられているように見える一見利他的な振る舞いを含めて、人間の個体の示す行動は、しばしば非常に遠まわしな形においてではあっても、実は当の個体とその近縁者のダーウィン主義的利益につながっているのである。」（二九〇頁）

さてこうした状況のもとで、あらためて（性をひとまずカッコに入れた上での）子を持ちたいという欲求を考えてみよう。個体の側から、わずかに範囲を広げたところということで出てくるのは、夫婦であり、家族である。これはまた、子の存立の原点ともなっている。家族についてウィルソンも触れているけれども（たとえば、二四八頁以下）、人間の家族を考えるにはそれほどの示唆を与えてくれない。むしろ、ヘーゲル『法の哲学』(10)における家族の方が要点を押さえていて、参考になる。ヘーゲルは家族の原理を愛に置いている。そしてその際の愛とは、夫と妻の人格が一体であるという意識のことである。夫と妻は婚姻という形をとるわけであるが、それは自然的生命活動と精神的な愛という二重性を持つ。自然的生命活動といった場合、それは自然的衝動の満足ということに帰着するわけではない。むしろそれの放埒な満足を婚姻は抑制するのだとヘーゲルはいう。ヘーゲルの家族論で子は重要な位置を占めている。婚姻によって新たな家族が成立する。そして婚姻の一体性は、子において成果として顕現する。とはいえそこで終わってしまうのではなく、次に子の養育と教育ということが説かれる。そして、子が成年に達し独立の人格となった時、家族は倫理的に解体する。なお、家族を成り立たせているものとして、この他に資産があげられている。親が亡くなった時には家族は自然的に解体し、資産は子に受け継がれる。こうしてみると、ヘーゲルは両性の一対一の性行為による生殖を基本に考えているといい得る。しかし、性行為自体は、また遺伝的つながりという点についてもそれほどこだわっているようには見えない。だとすれば生殖医療についても寛容であり得るかもしれず、また養子ということにもこだわりも少ないかもしれない。親子の関係にあっても子の教育というプロセスにかなりの重点が置かれている。

以上、性と生殖について見てきた。振り返ってこの問題をどのように見るかについて、多少の私見を述べておきたい。性と生殖の自然的つながりは、できるだけ保持されるべきだと思う。技術の力にあまり頼らないのがよい。生殖「補助」技術であるべきであって、過度に技術を推し進めるのは避けた方がよい。医療において、なんとか病気を逃れたいという思いは尊重されなければならないし、それが技術的に可能ならば実施する方向で考えるのが基本であろう。とはいえ生殖医療は、現に医療保険制度でもそうなっているように、病気といえる場合があるにしても、通常の病気とは異なるところがある。治療の緊急性、必要性がなかったり、弱かったりする。

性と生殖の問題を突きつめると、家族の問題に突き当たる。実際、家族の存立との関わりで、この問題が考えられることが多かった。これは近代にあっても、歴史的に存続する家の意識があった。とはいえ、しだいに夫婦と子供からなるいわゆる核家族が基本と見なされるに至っている。この核家族もまた歴史的産物といえる。このところ増えているいわゆるシングルマザーは新しい形態といえるかもしれない。このために生殖関係施設と生殖技術の助けを借りて、たとえば精子銀行からすぐれた精子を得て、体外受精・胚移植により子を持つことを選ぶ女性も出てきている。こうした方向はあながち批判されるべきではないかもしれない。とはいえ、技術を借りたシングルマザーは禁止すべきかはともかく、決して推奨されるべきことではない。オルダス・ハクスリー『すばらしき新世界』[11]において、生殖が集団化・産業化されるのと家族が解消されるのとが並行していることに注意してほしい。こうした形で人をアトム化させることの意義はどこにあるのだろうか。私たちの生活の自然的基礎はなるべく維持してゆくのが望ましい。これは医療問題、環境問題にまたがるところで、二十世紀を通して私たちが思い知らされてきたことではないだろうか。

それとともに生殖医療の議論にあっては、子供をつくることに集約しすぎていて、子をどう育てるかといった事柄は捨象されてしまいがちであった。そうしたことも含めて議論するなら、親子の血縁といったことへのこだわりも相対化され、したがって生殖医療への依存も抑制できるのではないか。生殖補助医療は今後とも継続し、また発展もするであろうが、限定的なものにとどめておくべきである。

注

（1）この点については、『新しい生殖医療技術のガイドライン』（日本不妊学会編、金原出版、一九九六年）が簡単ながら触れている。

（2）グレゴリー・E・ペンス『医療倫理1』（宮坂・長岡訳、みすず書房、二〇〇〇年）。

（3）日本産科婦人科学会のホームページ（http://www.jsog.or.jp）で見ることができる。
（4）これら会告について、拙著『生命倫理学入門』（後出）が一通りの解説をしている（三八—四一頁）。
（5）根津医師はさらに、二〇〇一年初めに代理出産によって子供も誕生させていたことが明らかになった。そのケースでは、妊娠中の事故で子宮を失った姉夫婦のために妹が、その夫婦の精子、卵子を体外受精させた胚を移植する方法により代理母を務めた（二〇〇一年五月の新聞報道による）。
（6）Sigmund Freud, Vorlesungen zur Einführung in die Psychoanalyse, 1917, in: Sigmund Freud Studienausgabe, Bd. 1, S.Fischer, 1969, 336.『精神分析学入門（正・続）』（懸田・高橋訳、「フロイト著作集1」人文書院、一九七一年）九一頁。
（7）教皇庁教理省「生命のはじまりに関する教書」（マシア・馬場訳、カトリック中央協議会、一九八七年）。
（8）Arthur Schopenhauer, Parerga und Paralipomena, 3. Bd., in: Arthur Schopenhauer Sämtliche Werke, Brockhaus, 1972. ショーペンハウエル『自殺について』（斎藤訳、岩波文庫、一九七九年〈改版〉）。
（9）エドワード・O・ウィルソン『人間の本性について』（岸訳、ちくま学芸文庫、一九九七年）。
（10）G.W.F. Hegel, Grundlinien der Philosophie des Rechts, in: Georg Wilhelm Friedrich Hegel Werke in zwanzig Bänden, Werke 7, Suhrkamp, 1970. ヘーゲル『法の哲学』（藤野・赤沢訳、「世界の名著44」中央公論社、一九七八年）。
（11）オルダス・ハクスリー『すばらしい新世界』（松村訳、「世界文学全集八四」講談社、一九七六年）

＊本章の第1節、第2節では、拙著『生命倫理学入門』（産業図書、一九九九年）第三章の生殖医療に関する叙述を大幅に取り入れたことをお断りしたい。

今井道夫

第2章　生殖医療と女性の権利
——人工妊娠中絶を転回点として——

はじめに

生殖医療においては、「生殖革命と呼ばれる不妊症治療が急速に進歩[1]」しているといわれる状況にある。このことは、それまでは人工妊娠中絶[2]が最大の実践的な論点であった、生殖医療における女性の権利の問題に大きな変更を迫ることになった。

なるほど科学技術[3]の発展とともに、代理母や代理出産、あるいは卵子や精子の提供ということが少しずつ一般的な焦点とはなってきていた。しかし、「女性の権利[4]」に固執するはずのフェミニズムでさえ、それらの問題を都合良く取り上げるのみで、生殖医療の進展が女性の権利の本質をどう変化させているのかを問うまでには至らなかった。「権利」の追求によって「権利」自体が否定されることを拒絶してきたのである[5]。とはいえ、いまや理論的にも、たとえば「産む産まないは女性の権利」かどうかということに論点は絞られるものではない。以下の本文で述べるようなことが権利として成り立つかどうかということ自体が、次の個別的な論点とともに問題となっているのである。

すなわち、⑴新しい生命を、①自らの意思で出生させる（生殖行為を行う）のか、②自らの意思で出生できない状態を創り出す（避妊やブロックする）[6]のか、⑵新しい生命と人格的な関係を結ぶこと、そのために、①他人の生殖力を借りる（代理母、代理出産など）のか、それとも、②自己関係のバリエーションとしてクローン人間のようなものを出生させるのか、⑶出生した新しい生命に対して、①この生命と別個の人間個々人として人格的な関係を取り結ぶか、②取り結ばない（中絶など）のか、⑷新しい生命自体の権利や主体性は、①固有のものなのか、それとも、②関係する個々人や社会の承認に基づくのか、さらに、⑸以上のような諸事項を、①私的所有社会である現代社会の従属関数として捉えるのか、それとも、②それらが新しい社会を産み出す社会的普遍的な契機となるものとして捉えていくのかということなどである。

こうした個別具体的な論点が複合し、たとえば人工妊娠中絶や代理母・代理出産という実践的な問題としてクローズアップされるのである。したがって、このような観点からすれば、生殖医療の今日的な展開の中では、もはや「女性の権利」という論点はその特権的な位置を失ったものと考えられる。というのも、いまや生殖医療は、女性の妊娠・出産や人工妊娠中絶だけに関わるものではないからである。男性個人が、自らの意思と身体だけでも新しい生命を出生させることは可能であり、その生命と父子という人格的関係を取り結ぶことも可能なのである[7]。

もはや人間の権利に関わる問題内容は変化し、個別具体的な事例に人間個々人の権利という論点自体が妥当するのかどうかが問われている。つまりは、焦点となる事例を通して、人間個々人の権利自体の変容と新しい社会の理念や展望が見出せるのかどうかが問題となっていると考えられる。男性も、さらには新しい生命の権利までをも、広く人間の権利、まさしく人権の問題として考えるべき今日にあっては、「女性の権利」という論点は、普遍的な人権の（普遍的なものと個別的なものをつなぐという意味での）特殊という位置にあり、そういうものとしてその特殊性を考えなければならない段階に来ていると言える。

人工妊娠中絶を一つの論点とした近代市民的な「女性の権利」の追及が生殖医療の発達を促進し、その生殖医療の発達が「女性の権利」として主張し得る立場自体を解体しつつあること、これを、「女性の権利」を主張してきたフェミニズムの成果に基づきながら、フェミニズム自身の自己解体の論理[8]を省みつつ確認することが本稿の第一の課題である。そして、それに基づいて、生殖医療や「女性の権利」にも表出する現代社会の変化が、生命倫理という問題設定や個人の権利という論点自体を問うものであることを検討することが、本稿の第二の課題である。結果として、生殖医療の変化が内包する新しい社会の理念と、それに対応する人間の権利のあり方へも言及していくことになる。

1　生殖医療における「女性の権利」とその自己解体

人工妊娠中絶と「女性の権利」

生殖医療の展開は、男女間の身体的な生殖行為と女性の妊娠・出産が自然なものであり、それに対する中絶は人工的なものとしては、それゆえに不自然なものであるという対立図式を崩すものである。何らかの人工的な手段や補助を介することなしに受精から妊娠そして出産へと至るあり方は、科学技術の発達を自らの要因とする現代社会の進展の中では、それが自然であると言い得る根拠を喪失してきたからである。

この文脈の中では、新しい生命を出生させ妊娠することは自然なことであり、それに抗うことのみが権利を訴える対象であるという構図そのものが解体している。[9] 人工妊娠中絶することが「権利」なのであれば、進展した科学技術を前提として、妊娠できることに対して妊娠できないという格差を問題提起することも権利の訴えとなるからである。[10]

ここでは、もはや、人工妊娠中絶を行うことが「女性の権利」であるという主張は、独立した内容としては主張すべき権利の内実を構成しない。しかも、現代においては妊娠や出産も人工妊娠中絶も、どちらも人為的なものであり、人間の意思行為によって媒介されている。

人工妊娠中絶は「女性の権利」であるとする議論は、生殖に関する（現代社会における）人倫的ないしは社会実体的秩序に対して、人間個々人の意思行為を権利として定立しようとするものである。だが、人間の意思行為に（前提的に）媒介されていない人倫ないしは社会実体は存立し得ない。したがって、生殖に関わる行為は、すべて人間の意思行為・意思決定に従うものであり、かつ、社会的なものであると言えるのである。

以上のように、たとえば「産む産まないは女性の権利か」などという問題設定は、立てた段階で既に解体しているのである。言い換えれば、人工妊娠中絶は「女性の権利」であるという議論は、自己解体的な問題設定なのである。

法的権利主体としての「権利」の自己否定——人工妊娠中絶を論点として——

それにもかかわらず、人工妊娠中絶などの場合を一つの中心として「女性の権利」として問題が立てられることの、社会的な意義は何であろうか？

まず、「権利」を主張する個々人が現代社会の主体として不動のものであるとは言えないことが、現代社会の基底的な問題を構成しているのだということである。だからこそ逆に、主体でありながら主体的に振る舞えない個々人が「権利」を主張するのである。

さて、現代社会は、資本主義社会として、社会原理としての資本とこの社会を形成する人間個々人という二つの主体によって更新されている。しかし、資本という原理はそれだけでは自己を更新できず、個々人の日々の活動・労働に拠っている。現代社会では、生きて活動する、労働する人間個々人と、社会編成原理としての資本というように、主体が二重化しているのである。[11]

一方の（しかし根源的な）主体である人間個々人の主体性を構成する能動性は、個々人が生きて活動するということである。したがって、ここではあくまで自己活動、自己労働に基づく自己存在が前提である。しかし、この能動性は、資本という原理に包摂されては、賃金労働という限定を受けて個々人からは疎外されたものとなり、社会的には受動的でもある。つまり、個々人の能動性、主体性が、資本という形でも存在し、これとの関係において、個々人は、自己を媒介する術を失った、資本の労働力としてのみ受動的に社会的に実在する局面を構成することになる。

とはいえ、ここでも自己労働に基づく自己の主体的存在という形式を存立させておかねば、この関係は成り立たない。よって、私的所有によって個々人の存在が承認されるという法的権利的形式、すなわち（法的）人格が成立することとなり、現代社会は、（法的）諸人格によって形成される社会というシステムであるという一局面を持っているのである。

だが、（法的）人格として個々人が社会的に存在を承認されるということ、ないしは個々人の社会的自立性は容易に否定される。個々人の存在は、資本という疎外された社会実体との関わりにおいて、社会的な規定性を受けるためである。個々人の活動ないしは労働は、社会的に実在しているというのは、まず第一にはこの局面においてである。

したがって、労働力を持たないとされる子供や高齢者や障害者が、社会的には差別された位置に貶められ、人格がしばしば否認されるのである。胚や胎児という（個別の人間的生命の端緒における）存在の人格が否定されるということが、個別の事例に直接に関わる個々の問題ではなく社会的な問題であるのもこのためである。さらには、この場面で人工妊娠中絶が「女性の権利」として問題にされ得るのも、このためである。

こうしたことに対して、個々人の存在の社会的受動性・規定性に対して個々人の個別的主体性や社会的自立性を問題提起するために、「権利」は主張されると考えられる。

しかし、それゆえに人工妊娠中絶を「女性の権利」として主張するときにも、主張する側は本質的には女性個々人の疎外の問題として追及しなければならない。そしてそれを女性自らの疎外の問題として立てるならば、同時に、胚や胎児は（自己を超えた）社会的なものとしても存在することを承認せねばならない。なぜなら、本質的には自己の環境要素として自己に関わる問題を構成するからであり、本質的には（自己を超えた）社会的なものだから、自己を超えて社会的に問題提起・異議申し立てすることができるからである。

だが、「女性の権利」の主張やフェミニズム的姿勢は、近代的な権利は実現されておらずイデオロギーであると断罪する。そして、社会的に苦しめられている女性個人の自己決定や事実行為（人工妊娠中絶）を「権利」として新たに承認しなければならないとする。しかし、こうした「権利」の主張は、普遍的な法的権利的関係を否定しながら、「権利」が社会的承認を受けねばならないがゆえに、普遍的な法的関係を前提としている。したがって、それは悪循環した自己否定的なものなのである。しかも、「女性の権利」を近代的法的権利に対して特権的なものとして立てて対抗させた時点で、それは、胎児や障害者など同様に権利が実現されない諸存在によって、その特権性を否定され没落せざるを得ないのである。

「女性の権利」問題の基底

以上のような自己解体的な構造をしているにもかかわらず、「女性の権利」が主張されることの根拠は何であろうか？　なぜ主張するのかではなく、なぜ主張し得るのかということが、次なる問題である。

まず問題にすべきは、「女性の権利」が主張される場面である。それは、一方では女性である個々人の疎外ということであり、他方では、それにもかかわらず成立している社会とそのシステムである。ここでは、「権利」を主張する主体にとって、対象となる関係が二重化して現われることが問題である。

現代社会における、言い換えれば近代的な意識にとっては、自らに媒介された社会的関係（ここでは商品交換に媒介される法的関係）のみが、自らが自然なものとして許容し得る関係であった。この関係においてこそ個々人は対等なのであり、この関係においてこそ個々人は自らの社会的実在性とその形態である（法的）人格を得る。[12]

しかし、この関係においては、女性個々人は私的個人（私的所有者、言い換えれば商品所有者）としてのみ承認されるので、胚や胎児は、自己環境を構成する要素としても、社会的な存在としても、法的な社会関係に媒介された対象としては存在しない。だからこそ、「女性の権利」を新たに立てて、これの対象とするのである。この局面では、自己とは疎遠なもの、つまり疎外された社会実体である資本によって媒介されるものは、「権利」を訴える側からは虚偽のものとして認識される[13]。

だが、現代社会は資本を原理とし、したがってそれを直接の主体とするものである。人間個々人は、社会編成上はこの資本との媒介において存在するものである。つまり、資本という原理に基づけば、これに媒介された関係のみが現実的な関係なのであり、資本に先行する超越的な個人などあり得ないのである。ここでは後者の方が虚偽である。

だが先述のように、資本とは人間個々人にとっては悪なる人為的な関係であり、自己労働に基づく自己媒介された関係こそ自然的な善なる関係であるとする考え[14]は正当性を持つ。そしてこの考えに基づけば、自己（人間個々人）は社会関係に超越的な主体であり、所有権に関わる法はこの外延を確定するものにすぎなくなる。自立的に生存している個人のその自立性を守るためのものとして、近代的法的権利は、その外延を社会的に承認するイデオロギーにすぎないものとなる。

だが、このアトミスティック（原子論的）な考えは、資本という疎外された社会実体の社会実体である側面だけを強調し、この個人の自立性など幻想にすぎず、個人は、存在である時には、既に社会に浸透されたものであるとするホーリスティック（全体主義的）な考えと対をなし、対立して悪無限的に循環するものにすぎない[15]。

それに対して、個々人の主体性が超越的なら、なぜ生得的な権利を行使せねばならないのか。労働に基づく自己媒介は、なぜ権利を主張せねばならない社会関係を形成するのか。これが、ここでの問題なのである。

そして、その答えは、個々人が超越的な主体などではなく、社会関係に被拘束的な存在であることにある。

では、そうであるとするならば、現代社会における主体と関係との関係、個人と社会との関係は、相互に循環する悪無限に留まるのか。問題の展開は、問題の局面を転回させるのみで、現代社会は個々人の疎外された状況に対して、絶望的な抜け出しようのない構造を形成するだけなのだろうか。

この問いを発展的に解消させるためには、「権利」が主張される場面を形成していた、社会形成主体である人間個々人の疎外ということに立ち戻って考えてみる必要がある。

するとまず、人間個々人は、自己の労働によって、自己自身という存在と他者（社会関係としては資本）とを同時に産み出し、これによって（自己のものとして）社会的に規定されて、自らの存在を媒介している。したがって、ここでの問題や対立構造は労働へと環帰する。人間個々人の主体的かつ客観的行為である労働が、それら転回する場面の基底であり産出根拠を成しているのである。

そして、これこそ、ここでの問題を了解するための基底である。

このように、個々人の個別性と社会性とは同時に成立している。個々人は、自らの労働によって自らを媒介しつつ、現代社会の一方の（言い換えれば根源的な）主体となり、しかし同時に自らの産出物としての社会関係（資本）によって規定される社会的存在にもなる。かつ、労働によってこそ個々人は疎外される。労働する個々人は、自らの行為によって疎外される、矛盾した、社会的な存在であり、決して超越的な存在などではない。

個々人に則しては存在としてより普遍的なように見える、個々人の生きること、活動することも、このような労働からの媒介として、社会的には把握できるものである[16]。

関係する複数の主体と問題の転換

では、労働し得ないとされる存在に則しては、問題構制はどうなるのであろうか。

ここで、人間の終末期において人工的な処置や手段が個人の生きることにとっての当然の環境要因であるなら、逆に、生きる端緒において人工的な処置や手段を用いる者もこの局面での関係主体であるとも言える[17]。つまり、胚や胎児も、人間的な生命活動という人間の生きて活動することの必要不可欠な行為の主体であるならば、植物状態の人が生きる主体であり生きていく権利を持つように、胚や胎児も生きていく権利を持つ主体であるということになり、妊娠や人工中絶の局面での関係を構成する一方の主体となるのである[18]。

自らの「権利」を主張する場合には、同じ資格で存在するものを、権利関係を構成する主体ないしは人格として承認しなければならない。「女性の権利」として提起される産まない「権利」とは、産みたくないのに妊娠するという状況でのみ提起できるものであるが、提起された時点で、人間的な生命活動をなしうる胚や胎児との関係へと場面は転回するのである[19]。

しかも、現代社会では、人間個々人を直接に支配するということは権利内容として承認されるものではない。

すなわち、「女性の権利」なるものを主張しようとした瞬間に、現代社会の権利・所有関係から、現代社会のシステムを否定する関係へと場面は転回するのである。だが、この転回された場面は、「権利」を主張する立場が前提とする近代法ないしは近代法的権利関係を前提としては承認され得ないものである。

ここに、「女性の権利」としての女性の権利は否定されるとともに、新たな問題が提起される。すなわち、この現代社会の中にありながら現代社会のシステムを否定するものは、現代社会のシステム原理に則して否定されるべきものか、それとも新たな社会システムへの転換点を形成する一つの局面となるものなのか、ということである。

ではまず、このことを[20]「リプロダクツ・ライツ」という主張に則して検討してみる。

2　「女性の権利」の発展的解体と生命倫理の自己否定

「リプロダクツ・ライツ」の矛盾

さて、「リプロダクツ・ライツ」が人工妊娠中絶を「権利」として主張するものである限り、それは、母子関係を構成する主体の一方からの一面的な事実形成行為にのみ基づくものである。したがってそれは、関係する複数の主体によって形成されるべき社会的承認を要件とする権利や法の対象としては妥当しない。妥当させるとすれば、胚や胎児は、最初から死者ないしは死体扱いの物件と同様の扱いとなる。

そして、主張した途端に主張し得る根拠自体から否定される「女性の権利」の追及は、フェミニズムがそうであったように、「権利」が成立し得るかのように文脈を組み替えるという悪循環へと向かうか、それとも「権利」を構成する事実を指摘することになる。[21]

ところが、産むことが現代社会の科学技術の展開から可能であるのに、産みたくないということを問題にしたとき、まず第一に、先にも述べたように、その権利性自体が問題となり、悪循環によって現状肯定に帰するフェミニズム的文脈の組み替えは行き詰まる。

他方、産むために発達してきた生殖医療からすれば、産まないためには、産むということが負担にならない状態をこそ、科学技術の枠をもって産み出しておけばよいということになり、「権利」を支えるはずの事実である女性個人と出生した生命との関係は、出産されるべき生命を母体である女性個人とともにいかに支えるかという事実へと転換する。

ここに、リプロダクツ・ライツは、文字通り、新たな生命を自らと関係し得るものとして産み出すことの当事者になる権利として、その機能を実現することができる。

「女性の権利」の特殊性とそれに対する普遍的なもの

さて、「女性の権利」が語られる場合によく引き合いに出されるのが、女性の身体や生理の特殊性であり、女性の産む性としての身体的・精神的・金銭的負担である。

レイプなどで非自発的に新しい生命との関係を持たざるを得なくなった女性個々人の「権利」は、これによってその主張が正当化されてきた。

しかし、先述したように、新しい生命の人格承認という問題[22]においては、近代法上の矛盾、つまり商品所有者にあらざる個々人の人格の承認という問題が介在しているのであった。そして、この人格の承認が問題となる存在こそ、人権の対象となるべき存在である。よって、その存在の人格と人権とを社会的にいかに保障するかという問題は、「女性の権利」のみならず、胚や胎児にも妥当するはずのものである。[23]

人間個々人は、自らの何らかの人間的な（たとえば胎児としての、それが母体に宿ったままであれ）生命活動を行っていれば、そのことが、その存在をも含めた環境である社会形成と、その構成要因である科学技術の限界線の延長に寄与していると言える。[24] したがって、そうした個々の活動が、それがたとえ生命活動として社会的に限定されるだけのものであっても、そうした活動を行う主体自らとそれの（社会を含めた）環境との関係を形成する根拠として現実に妥当するのである。[25] そしてこの局面では、「女性の権利」は生殖医療との関わりに限定される問題ではなく、広く社会政策と関わる問題となる。[26]

ここに、「女性の権利」も産むことが女性の生きていく権利に含まれるという場面へと転回しうる。[27] そして、ここに、社会保障を含めた社会政策が介在することとなる。[28]

生命倫理の自己否定・自己解体

以上のように、「女性の権利」としての女性の権利の追及が自己否定的であり、新しい問題場面へと展開して行くべきものであるならば、本書の主題である生命倫理も、何をもって社会形成主体として承認するかという自らの問題場面を形成する根拠から自らを解体し自己否定すべきもの、ということになる。

というのも、生命倫理のどのような論点も、問題領域も、超越的に、あるいは超歴史的に、超社会システム的に、回答し得るものではないからである。[29] 歴史や社会（システム）を産み出し媒介するもの、つまり人間個々人が生きて活動すること、あるいは労働からの媒介として問題は立てられねばならない。

この点からすれば、超越的、超歴史的、あるいは超社会システム的に生命の尊厳や人格や人権を考察するというのは、問題内容の整理ということ以外には意味を持たない。ここに、問題提起自体を自らの存在理由とする倫理学、さらには哲学は、問題提起し得る根拠を歴史性を伴って開示しない限りは悪無限に陥り、自ら解体する他はないのである。[30]

3　生命至上主義を超えた地平での人権と女性の権利

生命至上主義の成立根拠

さて、本稿のような立場は、いわゆる生命至上主義と混同されるかもしれない。そこで、ここでは、これまでに述べた本稿における生殖医療と「女性の権利」の問題場面の転換という問題構制に立って、生命至上主義の成立する根拠を押さえた上で、本稿の立場がこれを超え出るものであることを示すことにする。

生命至上主義は、文字通りに捉えれば、何らかの生命活動を行っているものを、その資格でもって無条件に承認するものと言えよう。[31]

しかしこの立場は、いかなる生命をも無条件に支持し得るという点で歴史性を欠いたものである。自己と環境とを区別しながら環境との有機的物質代謝をすることが生命に関する最低限の限定条件だとすれば、その環境は歴史性を持つ。いかなる生命体も、それの環境はそれだけのものではなく、複数の生命体によって多様な次元と意味とで共有されてもいるからである。

そして歴史的な社会という場面が人間的な生命の環境なのであり、人間的な生命の存在そのものが科学技術を含めた社会歴史的な性格を帯びるのである。しかも、歴史的であることによって、まさに変化していくものであるとも言える。したがって、こういう変化の可能性を現実的に含んだものとして、個々の人間的生命は自己の歴史性を展開し得るのである。したがって、無媒介・無条件な生命の称揚ないしは生命至上主義ではなく、歴史に限定されながら自らも歴史と自己環境（つまりは社会）を形成するものとして人間的生命を捉えることが求められるのである。

生命至上主義から生きて活動するということに基づいた活動主体の承認への転換

以上のように、単なる生命活動ではなく、人間として生きて活動するという社会性をも伴ったものが、科学技術をも自己の環境に属するものとして、自己の生命維持の手段として活用する権利資格を持ったものと認めることができる[32]。

この点において、現代社会においては、胚であれ胎児であれ、自らの生きる主体として人間的な生命活動を行っているものに人格を承認する根拠は客観的に形成されている。超越的・超歴史的にではなく、そういうところまで、科学技術の発展を含めた社会環境の変化が限界線を拡大したということである[33]。

この限界線の拡大は、卵子や精子にまでこの限界線が拡大・包摂するのかということの論点形成へではなく、自らの意思で独立した生命活動を行うのが困難な主体的存在を社会的にどうサポートするのかという社会政策ないしは広義の社会保障の局面へと問題場面を転回させるものである[34]。

「脳死」状態にある個人も、植物状態にある個人も、生命至上主義的にではなく、個々人の生命が様々な補助手段を用いて（たとえ受動的にであれ）回復した場合という可能性をも含めて、総体的な存在としての人間として承認されるのであれば、それが意識を持った存在であるのか否かということも、意識が働いているか否かということも問題とはならない。つまり、人間的な総体性において人間として承認され得るものは、すべからく人格として承認されねばならないということになる[35]。

これは決して超歴史的なことなのではなく、現代社会の理念として未来社会の内容が、この現代において、この社会の中で、既に現われているということである。

また、ここに、生命至上主義から生きて活動するということに基づく活動主体の承認への転換が、現代社会において現実のものとして成立しているとも言うことができる。

「女性の権利」から女性の普遍的な権利へ

こうした場面転回を経験とすることで、生殖医療における女性の権利も、人工妊娠中絶を実行することが権利の行使であるとしていたところからは乖離したところで、改めて問題とすることができる。人工妊娠中絶自体は事実行為なのだから、それが権利かどうかというのは偽問題である。臓器移植と絡んだ「脳死」問題のように、人工的に中絶された生命体の人格否認に際して行為の直接的な実行者を殺人者として問わないということが問題の内実である[36]。

したがって、まず第一に考えるべきは、そのようなことを「権利」として訴えることが何を表わしているのかということである。だが、この点に関しては本稿においても中心的なテーマとしてこれまでに考察してきた。

また他方で問題となるのは、このような胚や胎児の人格を否定する行為は、果たして否定する側の人格を否定しないものかということである。

これも既に検討したことであるが、女性個々人が自らの生きて活動する、つまりは労働する中で、自らに対する差別や抑圧、あるいは人格の否定に対して、これを人権侵害として訴えるときは、既に見たように問題場面を転回させているのであって、現代社会ないしは近代市民社会に一般的な商品所有者としての人格承認に基づいて異議申し立てをしているのではなかった。

そして、この論理からすれば、独自の生命活動を始めた胚や胎児に対して、その人格を否認する論理を適用するのは「女性の権利」に則しては背理である。

なぜなら、「女性の権利」を主張するのであれば、同様な資格を持って存在するものの人格が否定されていることや権利侵害をも認めなければならないからである。言い換えれば、それらの人格や人権を認めなければならないからである。また、その場合に、自らの体内に所在する生命と関わり、その人格的承認に関与するのは、母体である女性個々人だけでないからである。

とはいえ、この独自の生命と人間の総体性において関係し得る直接的な主体は母体である女性個々人であるのは言うまでもない。この点で、妊娠や人工妊娠中絶に自らの身体でもって関わる女性の位置がやはり重要なのは言うまでもない。

したがって、出生した人間的生命を否定することではなく、それを承認する主体ないしは人格となること、ここに生殖医療における女性の権利性が積極的に問われるのである。

むすび

人工妊娠中絶を中心的な論点としていた「女性の権利」の主張は、生殖革命としても表われてきた科学技術の発達の前に、それを徹底することがそれ自体を批判し否定するものであった。

なぜなら、妊娠中絶に関わる自己決定か否かの問題は、その前提たる性や婚姻や家族に関する自己決定問題と、胎児の権利問題に関わってのみ答え得る問題であるのに対して、そのそれぞれにおいて技術の進歩は選択領域を相互に絡み合って拡大しているのであり、それぞれは孤立しては問題となり得ないからであった。

そして、こうした科学技術の発達とは、生きて活動する主体の主体性の変化を表わすものであった。なぜなら、主体や権利というものは、超歴史的に問題とすることはできないからである。

さらに、その主体性も、科学技術も、社会のシステムも、すべては人間個々人の生きて活動すること、ないしは労働を根源として発生するものであった。したがって、それらは発展的かつ開放的であって、それらの発展可能性を否定する議論は、人工妊娠中絶で主張される「女性の権利」をも含めて、論理的に矛盾しているのである。

こうしたことに触れながら、本稿では、「女性の権利」としての女性の権利の追及は、いかなる状態にあっても、どのようなレベルに限定されるものであれ、人間的な何らかの活動を行っている主体が、その存在を、社会を形成しているという権利資格につなげることができるということへと、問題場面を転換するものであることを明らかにしてきた。

言い換えれば、抽象的な歴史性を捨象した「権利」問題から、豊かな発達可能性を持つ人間社会のシステム形成への転回、これが「女性の権利」の権利性を問うことにより顕かとなるのであり、その転換点として、人工妊娠中絶という問題や、そこで主張される「女性の権利」は意義を持つというのが、本稿の検討を通して明らかとなったことである。

こうした文脈の中では、人工妊娠中絶に関する Pro-life 派と Pro-choice 派の対立などは、その対立を徹底すれば対立自体が解体せざるを得ないものであることは明らかである。なぜなら、本稿でも検討したように、そうした対立をバリエーションとして持つ生命至上主義と「女性の権利」の対立も、それぞれが論理破綻ないしは自己解体するものであることによって、対立自体も必然的に解体せざるを得ないからである。

女性である人間個々人の権利の追及は、「女性の権利」の主張から問題場面を転回するものであった。それは、あらゆる人間的な生命の主体性と権利とをいかに承認し保障するかという場面へと問題を転回させるものであった。この文脈において「女性の権利」とそのトピックとしての人工妊娠中絶とは、問題場面を転回させる一大論点として、積極的かつ発展的な意義を持つものとして評価できるのである。

そして、この場面展開の中で、人工妊娠中絶と直面すべき女性個々人の抱える問題は、新しい生命と既に産み出されて社会関係を形成している個々人との相互保障的な関係へと発展せねばならないのであった。[37]

注

（1）石原理『生殖革命』（筑摩書房、一九八八年）一八頁。不妊治療への懐疑という点では、ジーナ・コリア『マザー・

マシン　知られざる生殖技術の実態』（斎藤千香子訳、作品社、一九九三年）などを参照。

（2）人工妊娠中絶に関しては、戸田省二郎「宗教と生命倫理」（加藤・加茂編『生命倫理学を学ぶ人のために』世界思想社、一九八八年所収）の三〇四—五頁が参考になる。

（3）本稿は、科学技術として一括して捉えた本稿筆者の一連の業績を踏まえたものである。この点に関しては、高橋さきの「身体／生体とフェミニズム—フェミニズム科学批評の現場から」（江原・金井編『ワードマップ　フェミニズム』新曜社、一九七七年所収）と同じ立場であると考えている。

（4）以下、本稿では、いわゆるという程度の意味で、論点を形成するものとして、カッコ（「　」）を付けることにする。法的なものとして意味づけ得ると考えられる場合には付けない。

（5）拙稿「生活経済学と『ジェンダー』」（生活経済学会『生活経済学研究』一五、二〇〇〇年二月所収）、および拙稿「婦人労働問題の前提としての近代市民社会と家族—マルクス主義フェミニズムの挑戦を受けて—」（駒澤大学『北海道教養部論集』七、一九九二年十月所収）を参照。

（6）卵管や精管を切断もしくは結紮すること。

（7）ロビン・ベイカー『セックス・イン・ザ・フューチャー　生殖技術と家族の行方』（村上彩訳、紀伊国屋書店、二〇〇〇年）参照。

（8）拙稿「生活経済学と『ジェンダー』」（前掲）参照。

（9）現代アメリカ社会の文脈に即した様相は、ロジャー・ローゼンブラット『中絶　生命をどう考えるか』（くぼたのぞみ訳、晶文社、一九六六年）で具体的に述べられている。

（10）権利や人権に関しては、拙稿「現代資本主義における人格と人権」（太田一男編『「豊さ」の周辺—棄民と人権—』、法律文化社、一九九四年所収）を参照されたい。そこでは、人権を自明の前提として問わない法学に敢然と挑戦し、歴史的・社会的に可能な限界線と各個人の置かれた状態の格差が人権侵害として問題となるとしている。

(11) 資本は、社会を編成する原理として、この社会の主体である。なお、現代社会と、その原理としての資本と、主体の二重化などに関しては、有井行夫『マルクスの社会システム理論』（有斐閣、一九八七年）を参照。

(12) まさに「自由、平等、所有」（K・マルクス「貨幣の資本への転化」、同『資本論』、一九六八年、大月書店、二二三〇頁）なのである。

(13) 資本のシステムを否定するために真なる意識を喚起させようとする代表的なものには、ジョルジ・ルカーチ「物象化とプロレタリアートの意識」（同『歴史と階級意識』、平井俊彦訳、未来社、一九六二年所収）などがある。

(14) 経済学的には、商品生産に基づく所有法則のことである。この点に関しては、拙稿「人格という形態の歴史性と構造―『脳死』問題の前提的把握をめぐって／経済学の立場から―」（日本医学哲学・倫理学会『医学哲学・医学倫理』一七、一九九九年十月所収）参照。

(15) この両者の矛盾に対して、個の超越的自立性とは家長たる男性個々人などの特権的個人の擁護のためのイデオロギーであるとして断罪するのがフェミニズムである。フェミニズムは、家長である男性個人の特権は社会的システム（家族や資本など）によって支えられたものであることを指摘し、個人の権利に対する社会的なものの先行性を指摘する。しかし、前節でも述べたように、そのようなフェミニズム的批判は、一方では人間的な普遍性を否定して女性という（主張者にとって）絶対的な特殊性へ依拠するのだが、それは、同時に他方で普遍的なる権利として主張されねばならない。したがって、フェミニズム的主張も「女性の権利」の主張も、悪無限的な循環構造を成す。そして、特殊であることを他の特殊によって指摘され批判されて、その特権性は没落するのであった。以上に関しては、拙稿「婦人労働問題の前提としての近代市民社会と家族―マルクス主義フェミニズムの挑戦を受けて―」（前掲）、および拙稿「生活経済学と『ジェンダー』」（前掲）を参照されたい。

（16）同上文献、および拙稿「資本主義社会システムの構造形成における『生活の社会化』の位置と意味」（東京都立大学『経済と経済学』七一、一九九二年三月所収）を参照。

（17）たとえば、「人工子宮の実験は、人工的な代理出産を唯一の目的とするものではない。胎生生理学や、現在は治療の難しい胎児の疾病の研究にも役立てられている。人工子宮の技術を応用できれば……事故死した妊婦の胎児が十分に成長していないため、従来の集中治療では救えない場合などにも対応できるだろう」（ベイカー『セックス・イン・ザ・フューチャー　生殖技術と家族の行方』、前掲、一〇四頁）。

（18）本稿は、「胎児は、誕生まではあくまで女性の身体の一部分であるという事実は否定できない」（浜野研三「物語を紡ぐ存在としての人間」　加藤・加茂編前掲書所収、一二七頁）という認識には同意しない。つながっていることと一部であることとは違うからである。

（19）拙稿「現代資本主義と女性労働問題」（太田編、前掲書所収）の二二二頁、本稿参照の各拙稿、および注（９）を参照されたい。

（20）この文脈で「中絶の……論争においてもまた欠落していた論点は、再生産責任をどう割り振るかという問題である」（永田前掲書、三〇五頁）ということも妥当するのだが、それは私的な男女間の問題ではない。たとえ「妊娠は女性にのみ起こることであ」り、「ここに決定的な不均衡がある」（田村公江「『パーソン論』をめぐる使用上の注意」　加藤・加茂編、前掲書、一一六頁）ことを前提としても、である。

（21）拙稿「生活経済学と『ジェンダー』」（前掲）参照。

(22) このために、「パーソン論の議論がいつのまにか障害者締出しの議論にすりかわる」(田村前掲論文、一一一頁)という問題も生じるのである。この文脈において、「選択的中絶を望む女性は」「男性社会において差別され抑圧される側であった」のに「パーソン論という武器を手にしたばかりに、障害者を差別する側にまわってしまう」(同上)という矛盾も抱えてしまうのである。

(23) ひたすら「女性の権利」を主張するならば胚や胎児は人格にあらざる存在として処理される。だがしかし、人格否認される存在の人格を主張しようとするのが「女性の権利」であるならば、本文で問題としたことは「女性の権利」を主張する立場からも承認されねばならない。これはもちろん「女性の権利」を主張する側からすれば矛盾である。そしてそれは、「女性の権利」やフェミニズムの論理破綻を表わしている。

(24) ネガティブな例を出せば、人工中絶される胎児の臓器が障害を持った胎児や乳幼児の臓器移植や、そういった医療の進展に寄与させられるということが挙げられる。

(25) ただし、そう限定して良いかどうかは別の問題である。

(26) 「性はプライバシーではない。……再生産という公的な責任とリンクしているからである。……われわれは一方で性をきわめて個人的な『快楽の自由』とみなしている。だが一方では性を、『責任ある大人』が判断すべきなにものかである、とも考えている」(永田前掲書、二九五頁)。「再生産の原因は両性にあり、それによる便益は個人だけでなく社会もこれを被る」(永田前掲書、二九七頁)。

(27) 「女性の Reproductive Freedom (まわりの管理や干渉からの自由) ではなく Reproductive Liverty《ママ》 (〜への自由) を確保しつつ、しかも男性の責任を問いうるようなシステムの構築こそが必要なのである」(同上書、二九九頁)。

(28) しばしば言及されることであるが、日本で「母体保護法においては、胎児の異常は中絶の要件とはならない。しかし、いわゆる経済条項といわれる要件により中絶が可能である」（石原前掲書、一六六頁）ということは、まさにこのことを表わしている。

(29) たとえば、人間的な生命活動を行う主体は、その生命活動自体で、自らの社会性を獲得し得るのであり、自らの人格的権利資格を主張し得る根拠を持つということは既に述べた。そして、その社会もまた歴史的形成物なのであった。

(30) 実際に、人格とは何かを論じるべきパーソン論にあっても、倫理学的に誠実な検討の帰結として、抽象的（言い換えれば、超歴史的ないしは超社会システム的）なパーソン、すなわち人格というものを放逐すべきであるという議論がなされている。Ex., B. Gordijn, The Troublesome Concept of the Person, in: Theoretical Medicine and Bioethics, No. 20, Kluwer Academic Publishers, 1999.

(31) これは、山下一道氏によれば、「(1)人間の生命はそれが存在するという事実によって神聖なのであり、生命の価値はその生の状態や完全度に依存しない。(2)それゆえ、人間の生命はすべて等しい価値をもち、生きるための等しい権利をもっている」（山下一道「安楽死・尊厳死から尊厳的生へ」、加藤・加茂編前掲書所収、一六一頁）ものである。

(32) 拙稿「『脳死』問題は問題として意義がある」（琉球大学『経済研究』五一、一九九六年三月）参照。

(33) 「すでに一九七二年のマリー・クレール裁判において、生命の発生は連続的であり、受精や出産を特別視する必要はないということが主張されている」（永田前掲書、三〇五頁）としても、本稿の主張は本文に掲げた理由により妥当であると考える。

(34) この点は、代表的なフェミニストの一人とされるファイアストーンによっても既に指摘されていたことである。氏曰く、「第一に要求されるのは……利用できるあらゆる手段を使用して、生殖的な生物学の暴虐から女性を解放すること。子供を生み、育てる役割を女性と同様に男性を含め、社会全体に拡散すること。」（S・ファイアストーン『性の弁証法』、林弘子訳、評論社、一九七二年、二五五頁)。なお、同書は、フェミニズムを徹底するとフェミニズムに留まり得ずヒューマニズムへと転回せざるを得ないことを体現したものである。言い換えると、「女性の権利」の徹底のもたらすものを、本稿とは別の局面から明らかにしている。同上書のとくに二九〇―四頁を参照されたい。なお、この点に関しては、前掲のフェミニズム批判関連の各拙稿を参照されたい。

(35) 拙稿「人格という形態の歴史性と構造―『脳死』問題の前提的把握をめぐって／経済学の立場から―」(前掲) 参照。

(36) これは、法律学的に言えば違法阻却論である。この点に関しては、拙稿「『脳死』問題は問題として意義がある」(前掲) を参照。

(37) だが、これに関しては本稿に継続する課題である。他日を期したい。

高畑明尚

第3章　着床前診断に対する倫理的視座
――ドイツの議論を通じて――

着床前診断〔Präimplantationsdianostik=PID（独）、Preimplantation Genetic Diagnosis（英）。国際的には通称としてPGDが用いられている。受精卵診断ともいう。以下PGDを用いる〕とは、受精卵を子宮に着床させる以前にその受精卵の遺伝子を解析する診断のことであり、IVF技術と遺伝子解析技術とが結びついたものである。

イギリス、アメリカをはじめ、いくつかの国でPGDの臨床応用が始まり、既に一九九七年までに世界中で七百組以上の夫婦に実施され、二百例以上の妊娠、一五〇例以上の子供が誕生している。またその際用いられた診断法としては、性別診断法が約四〇％、疾患診断約二五％、染色体検査三五％とのことである。また対象は、嚢胞性繊維症、筋ジストロフィー、血友病、X脆弱症候群、テイサックス病など、X連鎖劣性遺伝性疾患を含む二十以上の疾患である。(1) しかし一方、ドイツ・オーストリア・スイスのドイツ語圏三国のようにまだ臨床応用を認めていない国もある。

ＰＧＤの臨床応用に、議論の末、日本産科婦人科学会がゴーサインを出したのは、一九九八年六月二十七日だった。ただし、学会に申請し認可を得なければならないこと、重篤な遺伝性疾患に限ること、強い希望があり夫婦間で合意がある場合に限ることをその認可の条件とした[2]。九九年一月には、鹿児島大学から学内倫理委員会の承認を受けた臨床応用の申請が提出された。申請者の鹿児島大学医学部産婦人科学講座教授・永田行博は、次のように提案理由を述べている。

「PGDは、出生前診断(Pränataldiagnostik=PND)のような『診断と治療の乖離』した矛盾をなくそうとして開発されたものであり、これには二つの利点がある。すなわち、

(1)出生前診断で問題とされる選択的妊娠中絶を回避することができる。

(2)遺伝性疾患の児を出産する可能性があるために、結婚や妊娠を諦めていた人たちに福音をもたらす[3]」、と。

確かに、既にこの診断の臨床応用が行われているイギリスからは、各種学会などで、この種の成果の報告がなされている[4]。遺伝病を恐れ、子供を産むことをためらっているカップルに子供を産む好機を与える、中絶の問題をクリアーでき、母胎の精神的負担が少ないなどの効用が挙げられている、と。しかし、一方、この診断技術の臨床応用に対して消極的意見も出されている。たとえば、一九九五年の世界保健機構(WHO)の『遺伝医学の倫理的諸問題、及び遺伝サーヴィスの提供に関するガイドライン[5]』(非公式)が挙げられる。そこにおいては、この方法は中絶に反対する家族にとって一つの選択肢となり得ることは認められるとしても、しかしこの方法は、高価であり、出産が確実に保証されるわけでもないこと、健常児を得る可能性が低いこと、胚の身分の問題があり、倫理的な問題が必ずしもクリアーされているわけではないことなどの理由から、主要な健康政策とはならないという報告がとりまとめられている。また、体外

受精を前提とするので、婦人に高負担を強いるという意見も出されている。[6]

永田ももちろんまた本法が持つ倫理的問題を認め、次のことを指摘している。[7]「もっとも議論されている問題点は、受精卵の選別は『ヒトの選別、差別』ではないかということである」。しかし、永田はこの問題は出生前診断が持つ問題とまったく同一の問題であると認識し次のように言う。「正常な胚のみを選別し子宮に戻すことは、ヒトを選別することで、差別だという議論がある。しかし、PGDでは着床する以前の受精卵を選別するものであり、妊娠が成立してヒトとして発育を開始した胎児の選別とは異なるという考え方もある。それは『ヒトの始まりはいつからか』という議論に行き着くが、世界的にも結論はでていない。しかし、臓器に分化していない受精後十四日までの胚を医学研究に用いることはわが国を含めて世界的に認められており、このことを考慮すれば、着床し分化・発育を開始した胎児とそれ以前の初期胚とは異なると考えることができる」、と。すなわち、ヒトの選別の問題は出生前診断においても既に生じていること、しかし出生前診断は現実に行われているということ、胚は人ではないという見方もあるということが本法を許容する理由なのである。

しかし、その後、二〇〇〇年二月二十六日、日本産科婦人科学会は理事会を開き、鹿児島大学から申請された受精卵診断の実施について「方法が最適ではない」として承認しないことを決めた。それによると、今回の申請は遺伝子を直接調べるものではなく、性別判定によるものであったが、「性別診断は最適の方法とは言えない」というのが不承認の主な理由であった。これに対しては永田は次のように反論している。「性別診断法では女性型（XX）のみを胚移植し、男性型胚（XY）は移植しない。男性型胚の五〇％はまったく正常な胚であり、廃棄するのは倫理的でないという議論がある。しかし疾患診断が可能になるまで廃棄せず凍結保存するので、倫理的でないという議論は成立しない」、と。

この後、日本ではＰＧＤの臨床応用をめぐる議論は目立った展開はないといえる。しかし、将来の細胞治療や再生医療に備えて、受精卵からＥＳ細胞（ヒト胚性幹細胞）を樹立し、研究利用しようという計画が認められることになれば、それに伴い胚の診断も自然に受け入れられていくような観がある。

以上、簡単に報告した日本の状況に対して、また世界の状況の中にあって、ドイツ医師会は、二〇〇〇年二月二十四日にベルリンにある広報室で「ＰＧＤへのガイドラインへの討議案[8]」を表明した。そして生殖技術の厄介で繊細なこの領域について公開議論を行う提案をした。それ以来、ドイツ主要新聞のすべて、週刊誌、専門誌においてドイツ医師会の案に対する報告や論評が掲載された。加えてラジオやテレビでのインタビューも行われ、激しく応酬が交わされた。そして翌二〇〇一年三月十六日、ドイツ議会付置の「アンケート委員会：現代医学における法と倫理[9]」［生殖医療の法案作りの際に提言を行う最重要の委員会］は、ＰＧＤは「胚保護法」と一致しない、という結論に達したと報ぜられた。そこで、この間のＰＧＤをめぐるドイツの議論の過程を垣間見ることから、その背後にあるドイツの倫理的視座を明らかにし、もって現在暗黙のうちに胚の診断へと動く日本の議論に資することが本稿の意図である。

1　ドイツの状況[10]

ドイツにおいても八〇年代後半からＰＧＤの問題が各種委員会で取り上げられ始めた。最初に報告しているのはベッケル委員会報告である。ここでは、ＰＧＤの一連の問題が取り上げられている。それとともに医師に職業上生じる原理上の矛盾、たとえば、病人を助けることと、家族の困難を認識し、軽減することの矛盾も指摘されている。一九九〇年、ドイツ議会は『胚保護法』[11]を成立させ、最長五年の自由刑という罰則をもって胚の妊娠以外の目的での作成の禁止を決めた。この結果、研究者は罰則を恐れ「胚」から遠ざかることとなった。医師会ガイドラインなどの自主規制によらずに科罰的な刑法で禁止したのは、ドイツにおいては健康政策は各州が権限を持っていたため、ドイツ国内での統一を図るためには刑法という手段に頼らざるを得なかったからである。九〇年代後半になるとドイツ学術振興会をはじめとする研究団体は、生殖医療における諸外国に比してのドイツでの研究の遅れを指摘し、『胚保護法』の改正を目指す方向へと動いた。一方、この動きに対し、カトリック教会をはじめとする宗教団体は、「なし得ること」と「なしてよいこと」の区別を掲げ、「どの子も生に値する／愛するに値する（liebenswert）」とスローガンを掲げ、ＰＧＤを拒否する態度表明を行った。[12]その理由は、「ひとはゲノムの総計以上である。人間は自然だけでなくて、歴史、自伝を持っている。人間は人格である」という考えに立脚するものであった。

ドイツ医師会討議案

ドイツ医師会討議案は、主文で「ドイツ医師会は遺伝情報の総計に還元してしまうような人間像という方向をとらない」と謳っている。ここでは、討議案の主たる概要を参考のために掲げる。――

１．定義　ＰＧＤとは、子宮に着床させる前に体外受精の胚に対して重い遺伝病へ導く遺伝因子の変異に関して診断することである。

2. 適応事由　ＰＧＤの適応事由は、子供が周知の重篤な遺伝病に対してハイリスクがある夫婦の場合だけである。当該の重い遺伝病へ導く遺伝因子の変異だけが調べられる。ＰＧＤの利用領域は、現在の知識水準に従うと、単一遺伝子疾患、染色体異常の場合である。その際、重さの程度、治療の可能性、そして当該の病気の予測[13]が重要である。優生学的理由が求められてはならない。病気と関わりのない性別決定、両親の高齢、人工生殖による生殖不能の治療は適応事由ではない。後に発症する病気は一般に適応事由とはされない。

3. ＰＧＤの許容条件（節の題のみ記載）　3・1. 職業法上の前提　3・1・1. 申請方法

3・1・2. 州医師会に設けられた委員会　3・1・3. ドイツ医師会の「ＰＧＤ委員会」

3・2. 専門家としての人格的技術的前提　3・2・1. 診断グループの指導者の資格

3・2・2. 設備の前提

4. 実施条件　4・1. 説明、相談、同意　ＰＧＤの実施のための前提は、方法、その利益、不利益、およびこの方法の起こり得る結果について詳細に説明し、両親と相談することである。遺伝学者や産婦人科医による説明と相談は、次のような選択の可能性にわたらなければならない。自分の子供の受け入れと断念。妊娠した場合に問題になっている遺伝病の出生前診断の可能性。相談と診断の対象はそれを超えて次のようであらねばならない。ＰＧＤの実施のための夫婦二人の文書による同意。ＰＧＤ後移送したらよいのかどうか、場合によってはどのような胚が移送されるのか夫婦と相談し、移送のためには婦人の同意が必要である。

４・２．割球の採取と胚の移送　胚保護法の八条の意味において胚と見なされる全能細胞は診断のために用いられてはならない。割球の採取は八分割以降においてだけ実施されてよい。現在の知識水準によるとこれらはもはや全能ではないからである。ＰＧＤの範囲内で取り出すことにおいて、胚の新たな発生が侵害されないということが保障されなければならない。

４・３．移送されなかった胚　移送されることのなかった胚は、培養されてはならないし、冷凍保存されてはならないし、他で利用されてはならない。

４・４．手順や質の管理　ＰＧＤの処理はどれも、ドイツＩＶＦ（体外受精）記録係（ＤＩＲ）に報告しなければならない。調べた胚の数、分割球の全数、採取された分割球の数、個々の胚のそつどの診断、移送とその成果である。妊娠経過は詳細に記録されなければならない。生まれた子供は小児科で診察されなければならない。流産の場合は解明のために必要な調査が実施されなければならない。ＩＶＦ記録係はドイツ医師会の「ＰＧＤ委員会」に定期的に報告しなければならない。――

ラインラント・プファルツ州生命倫理委員会『提題』(14)

以上のように、ドイツ医師会の討議案は、ＰＧＤの臨床応用を認めるというものであった。しかし、八分割までの全能胚に対しては『胚保護法』の主旨に基づいて禁止、そして八分割以降においても、厳しいハードルが置かれている。すなわち厳しい事由の設定、説明の徹底と夫婦の相談、倫理委員会による認可、クローン作成の禁止というハードルである。実はこの案は、一九九九年に作成されたラインラント・プファルツ州生命倫理委員会『提題』に基づいている。ラインラント・プファルツ州といえば、かつては遺伝子診断・治療を含むヒトゲノム研究に対して厳しい提題を掲げた（一九八五年）州の一つである。そこで、医師会討議案の根拠付けとして、この『提題』を参照する。ただし、ラインラント・プファルツ州『提題』は単なる態度表明であり、いかなる法的拘束力を持つものでもないと明言されている。

この『提題』では、反対理由、賛成理由が、医学的レベル、法的レベル、倫理的レベルで掲げられ、それぞれ解決を求めての提案というスタイルをとって述べられている。まず、全般的に反対理由と賛成理由、そして解決が掲げられている。

反対理由　生まれていない生命の保護が放棄され、誤用に扉が開かれるという理由。オーダーメイド人間（Menschen nach Maß）、新優生学、パーフェクト・チャイルドの夢という標語がそれを明らかに語っている。

賛成理由　母胎のなかでの胚がいつでも調べられるのに、シャーレのなかの胚は調べてはならないというのはなぜか。その結果、病気の胚を移送し、妊娠が進行した段階で母胎に対する危険を伴う中絶を行うということがおこりうるのではないか。

解決　われわれの社会における重要な生活上の価値を減ずることなしに、生物医学における進歩を利用する道を求める。

そして、この解決としての道が八分割という時点での線引きなのである。八分割以降の胚に対する診断を許容する理由としては、以下のものが挙げられている。

（a）健康な我が子を得たいという親の願望は善いとして社会的に是認（sittliche Qualitä）されている。
（b）妊娠中絶による心的、身体的負荷は、胚を移送しない決断による負荷よりも遥かに大きい。
（c）医師はＰＧＤにより妊娠にはいる前に胚が遺伝的障害を持つかどうか吟味することができる。

以上の賛成議論は、当該の夫婦の利害や治療する医師の権利と義務を守ろうとするものである。また、八分割以降の胚に対する診断の許容に対する反対理由としては次のことが挙げられている。総じて人間の生命の不可侵性を傷つけてはならないという議論である。

（a）受精卵には人間の生命の身分が帰属している。このことは着床していようがそうでなかろうがあてはまる。ＰＧＤは人間の生命の早い段階での値踏みである。
（b）人間の生命に対する畏敬が侵害される。胚に対する情緒的な結合が少ないので、歯止めが低くなる。
（c）遺伝子コードがさらに解読されるに連れて、将来、優生学的傾向を助長する。
（d）障害者に対する態度が消極的になる。
（e）八分割以降の胚から診断目的で一つの細胞が取り出されることにより、胚の移送の成功率が減ぜられる。

また、八分割までの胚に対する診断を許容しないのは、「八分割以前の胚から採取される細胞は独立した個体へと展開し得る人間固有の生命」だからである。結論としての態度表明は以下のようになる。

1．委員会は、ＰＧＤの診断方法は、それが非全能胚に実施された場合、目下の法的状況に従うと、明確に禁止されていないということから出発する。

2．この診断方法に対するたくさんの、その一部は重大な議論の故に、立法者は方法の適用を特別な場合に制限すべきである。そしてそのための前提を定めるべきである。

3．ＰＧＤの前提はつぎのようである。

（a）当該の夫婦において、問題になっている子供に遺伝上の、染色体上の危険が証明されなければならない。その際程度が、危険の量にしたがってではなく質（例えば病気の重さ、治療の可能性、病気の経過）にしたがって査定されなければならない。

（b）相談後にＰＧＤをしなければ「試しに妊娠する」というもっと大きな危害が帰結することが確実である場合。

（c）婦人と夫の同意が不可欠である。婦人の意思に反する移送は法的倫理的根拠から許容されない。

4．委員会は以下のことを確認する。

（a）ＰＧＤの可能性にもかかわらず重病の子供を懐胎することを両親が選ぶ場合、その決断は基本法の価値の遵守により、無制限に支持されなければならない。

（b）起こりうる優生学的傾向を排除するために働きかけなければならない。

（c）例外的場合において国家が制裁を放棄することを倫理的に許容することと、認められた方法の一切を無制限に倫理的に是認することとは同一ではない。

反響

医師会の討議案に対して、公開と同時に多くの意見が寄せられた。たとえば、カトリック司教会議[15]が反論した。「なるほど、この討議案は非常に厳しい規則を置いている。しかし明らかに体外受精の規定と胚保護法に違反している」。そして、ＰＧＤの臨床応用から具体的に生じると予測される問題として、

・胚の生産の道具化
・生命に値する／値しないという基準による生命の選択
・遺伝病と診断された胚の滅失
・さしあたり例外の場合にだけと認められたＰＧＤの事由の拡張の危険
・障害児やその両親の差別の危険

を指摘した。

また、三月二十二日のドイツ医師団広報室[16]による現段階でのまとめを見ても、賛成論より、反対論が圧倒的である。「多数のメディアの報告の最初の分析が示すことは、ＰＧＤの応用の可能性に対しては確かに批判的見解が圧倒的であるということである。しかし、ドイツ医師会が意図した構想についての公開の議論はすべて肯定的に評価されているということである」。したがって、ＰＧＤについて公の議論を広く起こすという医師会の目標は達成されたのである。そして「批判の中心にあるのはＰＧＤの起こり得る誤

用に対してである」という。すなわち、
・この診断を認可することは「堤防決壊」へ繋がりかねない。かくしてＰＧＤは優生学の道具になる。
・出生前診断後の後期中絶と同じく、あるいは一層の選択の手段になる可能性がある。
・人間培養や胚研究に対する足場になる。
・両親の決断によってなされる、優生学の新たな間接的形式となる。

さらに、ドイツ医師新聞が七月十七日に出した報告[17]を見ても、多くが反対論である。議論は、とくに、八分割以降の受精卵の診断の是非をめぐってなされている。なぜ八分割以降の胚なら許可されるのかというと、八分割以降は非全能胚だから、そこから細胞を取り出してもそれは『胚保護法』には触れず、出生前診断の時間的先取りと考えることができるからである。出生前診断が許容されているのは、あくまでもそれは胎児と子供の出生を望んでいる母体の心理的・身体的健康を考えてのことなのである。したがって、八分割以降の胚に対してならば、出生前診断と同じく、許容される。ところが、八分割以降でも診断の許容に反対する議論においては、ＰＧＤは初めから胚の廃棄を目的として行われるゆえに、ＰＧＤと出生前診断では行為の目的上決定的に違うと考えられているのである[18]。

また、当時のアンドレア・フィッシャー厚生大臣もこの問題に呼応して自らの立場表明を十一月六日に行った。「既に妊娠に入っている状況と、シャーレの中の胚の状況は、ＰＧＤの許容に賛成する人びとが前提するようには、較べようがない。妊娠は胎児と婦人の身体的結合によって特徴づけられる唯一の種類の状況である。それは婦人にとって広範な結果を持っている。それ故に、法律上根本的に禁止された中絶が特定の状況の下では罰せられない。障害者の差別を避けるために、妊娠中絶への胎児条項が削除された。

それなのに、遺伝上制約された障害や病気を持った胚を殺すことになるPGDが許容されるとするならば、矛盾である。中絶とPGDの間の比較からPGDのいかなる正当化根拠も導かれない。……結局、遺伝的に欠陥を持った胚を根絶しようという目標を持って胚を生産することは、常に選択であり、それは、生きるに値する生命と生きるに値しない生命の間の区別を前提としている」[19]。

公開討議という状況の中で、ドイツ議会は、生殖問題に対するガイドライン作成のため、「アンケート委員会：現代医学における法と倫理」を招集した[20]。十一月十三日に委員会は公聴会を開いた。医学―自然科学の観点で四名が、倫理―社会的問題設定で五名が、規制の提案で五名が基調講演をした。倫理―社会的問題設定における講演者には、「障害者の代表」や「出生前診断による選択に反対するネットワーク」の代表者もいた。以下の四点に関して意見がそれぞれ述べられた[21]。

1　ヒト胚はどんな道徳的身分を持っているのか？

2　両親はどんな権利を持っているのか？

3　PGDと出生前診断の間に評価の相違はあるのか？

4　PGD導入は社会にどのような結果をもたらすか？

とくに、興味ある意見としては次のようなものがあった。

2について――健康な子供を持つ権利が前提される場合に、PGDは道徳的に許容される。しかしこのような権利は存在しない。それは以下のようにである。未来の両親ないし夫婦は、子孫を産むことを妨害されない権利を持っているし、妊婦は妊娠の間出来るだけ最善の、すなわち今日の科学が提供する最高の看護を受ける権利を持っている。しかし、夫婦は生殖補助技術へのいかなる権利をも持っていない。なぜなら生殖は自己実現や夫婦関係の高い価値であるかもしれないが、人間の生を実現するためのいかなる基本的財ではないからである。したがって、両親は健康な子供へのいかなる権利をも持っていないことになり、ＰＧＤは許容されない、というのである。

4について――仮に、胚の道徳的身分を考えることは、ＰＧＤを原則的に拒絶することへと導かないとしても、ＰＧＤの社会に及ぼす他の影響は倫理的観点から評価しがたい。この懸念は目下既に法的に許容されている人工妊娠中絶を伴うＰＮＤにも当てはまる。一つは、新しい技術や診断の可能性により人間の生殖はますます夫婦の個人的責任に置かれることになる。このことは社会における連帯感の喪失へ至らざるを得ない。かつては共同の運命であったものが、今や個人の課題になってしまうのである。もう一つは、中絶を伴う出生前診断とＰＧＤは集団的「遺伝的健康」という優生学的ユートピアに一層手を貸すであろう。このことは現代の社会における障害者の組織的差別を強めるだろう。

その後、アンケート委員会はインターネット上にフォーラムを作成し、そこで公開の討議を行った。そして、二〇〇一年三月十六日に、「ＰＧＤはドイツにおいては胚保護法と一致しない」という結論に達したと報告している。「委員会の多数は胚保護法が、体外受精後の人間の胚を診断してはならない、そして遺伝的に負荷のある胚をいわば『廃棄すること』を禁止している。……多くの胚を『試しに』生産し、遺伝子テストに『パスする』ものだけを用いることは法の保護目的にそわない[22]」。

しかしそれに対して、ドイツ医師会長・ホッペは、国境を作ってはならないと反論し、ガラスのように透き通った法則上の規則を要求している。「我々はドイツ法務大臣もＰＧＤが国境の前で停止しないで、ヨーロッパの次元を持つと言うことを知ったということを明確に歓迎する」。そして刑法二一八条（妊娠中絶法）のように、「法には反するが、しかし刑罰は科されない」という標語に従った規則がまたもや作られてはならない。ＰＧＤにガラスのような透明な規則を必要とする、とホッペは要求した。[23]

2　ＰＧＤに対する反対根拠

ドイツでは、九〇年代後半、生殖面での研究の遅れを危惧する科学者たちによって『胚保護法』の改正を求める動きが起こった。ドイツもまた生殖技術の研究に関して厳しくない方向へと動き始めたかのように見えた。医師会の提案は、八分割以降の診断を認めることにより、ヨーロッパにおける他の諸国との関係や親の現実の利害を考慮しようとするものだった。ところが医師を含め、一般市民は胚の診断・研究利用の問題に関して相変わらず厳しい態度をとり続けていることが以上の議論から明らかである。胚の診断および研究利用に対する倫理的反対理由として、ドイツには大きく分けて次の四つの視座があることがわかる。

（a）「人間の尊厳（Menschenwürde）」という視座。「診断」のために胚を生み出すということは、胚の「道具化」を生じるという議論。

（b）「生命の権利」という視座（個人の尊厳原理、生命の尊重、および個人の権利）。胚の「選別」を問題とする議論。

（c）「堤防決壊議論」――優生学という視座。堤防決壊議論とは、厳しい事由を付けてであれ、一旦ＰＧＤが認められれば、親は「健康な子供が欲しい」という願望を強め、医学が与える保障を追い求めていくことになるとする論。また、「治療上のクローニング」を認めると「生殖上のクローニング」の門扉を開くことになる。そして結果的には次の議論となる。

（d）「障害児や、両親に対する差別」という視座。医学が健康な子供に対する保障を与えることができればできるほど、障害ある生に対する反発はそれだけ強まり、誕生から障害児を受け入れ、そして彼らに生の課題を見る覚悟が減少する。そして、現にいる障害者や親に対する態度も変わり、連帯が喪失されるという理論。

八分割以降のＰＧＤと出生前診断――胚の選別――

さて、ドイツ医師会の提案は、八分割以降の胚に対する診断を、出生前診断と同様に認めようとするものであった。しかしＰＧＤには、単純に出生前診断の技術的発展、時期を早めた診断として捉えることができない要素がある。というのは、出生前診断は、結果的にそのように使用されたとしても、あくまでも胎児と子供の出生を望んでいる母体の健康を第一に考えて行われるのであり、それは、最初から生の選別を行うためになされるものではないからである[24]。それに対し、ＰＧＤは、明らかに、その遺伝子を持った胚を着床させないという意図のもとに行われるからである。ヒトゲノム解析研究の進展により人間が手にしたこのＰＧＤの臨床応用をめぐる問題は、果たしてこのような個体の生の選別を可能にする技術を人類に応用することがよいのかどうか、という問題なのであり、単純にプライベートな問題として処理することはできないといえる。

確かに幸福追求権は、憲法で保証された基本的人権である。したがって、個人の幸福追求権は、科学技術がもたらす恩恵を利用することができるといえる。しかし、それは絶対的ではない。憲法においても盛り込まれているように、「公共の福祉に反しない限り」と他者危害排除の原則がついている。したがって、このような技術を利用する際の、社会のリスクをわれわれは考慮に入れなければならないといえる。自由主義の父、Ｊ・Ｓ・ミルは他者危害の排除の原則を指摘している。それは「他者に対する明白にして確定的な義務に反しない限り」ということである[25]。この場合、他者とは誰かが問題となる。それは、未来の子孫や、社会も指すのかどうかが問題となる。Ｈ・ヨナスは、「権利」には「弱い権利」すなわち「自動詞的権利」と「強い権利」、すなわち権利要件獲得のために、他人の援助を他者に対して要求することができる「他動詞的権利」の二つがあると指摘し、そして子供を持つ権利は、生殖が二人の私秘的なものであるゆえに、「不作為」へと相手を義務づける権利、「弱い権利」であると言う。けれども子供を持つ自然的能力が欠けている場合、そこには願望を実現することへの権利だけがあるのであり、この権利は他の人をそこに結びつけるのに非常に弱い権利であり、社会は普遍的な法と道徳に従って、それを承認したり、拒絶することができると指摘している。すなわち、願望は倫理的審判のもとに置かれるというのである[26]。

ラインラント・プファルツ州『提題』で、ＰＧＤを許容する理由の一つとして挙げられていたのは、「健康な子供が欲しい」という両親の願望である。この願望は、自然な願望として認めることができる。したがって、人間が手にしたあらゆる技術は、その願望を実現するために使うことが許されるといえる。これは、各人の幸福追求権からも認められることである。しかし、健康な子供が欲しいからといって、病気の可能性を持った胚や胎児を廃棄することは可能なのだろうか。胚や胎児も生存権を持つとするならば、その生存権を奪ってまで、個人の願望を追求することはできないはずである。しかし、PGDの場合、胚を着床させないということであり、胚を殺すこととは異なるという理論があると思う。すなわち、あのJ・J・トムソンの「妊娠中絶の擁護」という論文で、トムソンが述べた、「生存権を持つ」ということは、「殺してはならない」ということであり、「生を維持する義務はない」という考えである。しかし、トムソンも、常識的なサマリア人の立場に立つことを主張しているわけで、自らがすすんで生存させたものを、自分の勝手な願望で廃棄したり、中絶したりしてよいとは述べていない。「健康な子供が欲しい」という自分の願望にそぐわないからといって、生存権を持つものに手を貸さないことは身勝手であり、それはやはり非常識なのである。したがって、この観点ではPGDを許容する条件は成立しないといえる。[27]

それでは、もう一つの理由、当該者にとって重度の遺伝的障害を負った生は苦痛以外の何ものでもない、それゆえに「不幸な子を産まない」という理由はどうだろうか。これは、前者と異なり、中絶や廃棄の理由は当事者である胎児や胚の方にあるというもの、胎児や胚自身に生存権の適格性を欠く理由があるというものである。それゆえに胎児条項と呼ばれている。果たして、「変異遺伝子を持つこと」が、適格性を失うことになるのだろうか。

「不幸な子を産まない」ということ、これは一見、胎児を理由にしての中絶ないし廃棄のように見える。しかし、その実、先に取り上げた「健康な子供が欲しい」の裏返しでしかない。なぜなら、「病気」「健康」という概念は、まさにデカルトが言うように、目的論的自然、すなわち人間の思惟に依存する命名、人間が付加したところの外的な命名だからである。そしてそこにさらに、「病気」＝「不幸」、「健康」＝「幸福」という、これまた人間のなす一方的な価値判断が付加されている。健康＝幸福＝善という等値式は身体至上主義、健康至上主義、幸福至上主義の現代人たちによってなされる等値式なのである。したがって、「変異遺伝子を持つことが、即不幸である」ということは、「表現型」に対して身体的価値観がなす一方的に貼り付けられたレッテルにすぎない。変異遺伝子がそれ自体で不幸であり、それゆえに遺伝子それ自体が適格性を欠いているということではないということである。これは、「健康でありたい＝幸福でありたい」という願望が、その願望だけでは病気の生を直接に否定することができないため、「病気であることは不幸な生」という巧妙なトリックを用いて、病気をそれ自身において否定することにより、自己の願望を満たそうとする試み以外の何ものでもないといえる。もう一度いうと、これは、「健康な子供が欲しい」が「健康こそ一番」となり、これが幸福至上主義と結びつき、その裏返しとして不幸な子供が産まれないためにという名目で、架空の胎児条項を作り出し、胎児に原因を帰せて、胎児を廃棄する以外の何ものでもないということである。このように、幸福重視の現代社会は、死をタブーにしただけでなく、今や病気もタブーにしようとしている。

しかし、重度の障害を持って産まれてくる子供にとって、苦痛に満ちた人生は意味があるのだろうか、という疑問の声も真実性を持つように見える。しかしこれは、苦痛のない生と苦痛のある生とを比べて、苦痛のない生がよいといっているにすぎず、生まれないことと、苦痛のある生との比較ではない。生まれなかったものの言い分を絶対に知り得ないところに、この問題の難しさがある。

確かに、Ｊ・Ｓ・ミルは、物質的・精神的に十分サポートする見込みがないのに、子供を産むことは、その子供に対する道徳的犯罪であると述べている。[28]しかし、これは十分にサポートするような支援システムを国家ないし医療が作るべきだということを意味しているのであって、産むべきではないということを意味しているのでは決してない。

現に、一九九五年に、ドイツは「胎児条項」を撤廃している。また、日本も「優生保護法」が一九九六年に「母体保護法」と改められ、優生学的理由が削除された。ということは、胎児を理由とした、すなわち優生学的な中絶は許容されないということである。しかし、ドイツでは、代わりに「医学条項」において、母体の精神的・身体的理由のもとで、日本では「経済的事由」で、遺伝病の可能性のある子供の中絶が行われている。この矛盾をどう考えたらよいのだろうか。

ドイツではかねてから『胚保護法』と中絶法である刑法二一八条との齟齬が指摘されていた。[29]というのは、統一ドイツは、受精の瞬間から人間の権利を持つとはしながらも、妊娠中絶に関する法では、妊娠十二週まで医師による相談を義務づけるなどの理由を付けて、人工妊娠中絶を認める法改正をしたからである。これにより、ペッサリーやホルモンによる着床妨害が許可されるとともに、刑法二一八条の新しい規則は、受胎後三カ月までの中絶は、それ以前に相談が行われていればフリーとされた。事実上、これは「期限モデル」に一致する。それに加えて、新しい規則は、妊婦の身体的・心的健康状態を重大に侵害する場合には、妊娠末期に至るまで堕胎を許容した。とすれば、胎児の生存権に優先する場合があるということを、ドイツ刑法は既に認めているわけである。しかし、「人間の生命は、その成立の仕方によらず受精の瞬間のはじめから一般に保護に値するものとして見なされる」ということを認め、なおかつ遺伝子の負荷による選択出産をそれと矛盾なく認めることができるような、そのような両立可能な論拠はあるのだろうか。

ラインラント・プファルツ州『提題』では、二つの理由が指摘されていた。残りのもう一つは、胚、胎児の尊厳と両親のこの願望との葛藤の存在の指摘（そしてこれが出生前診断が正当化される第二の理由なのであるが）である。子供を望まない女性の利益が、胚および胎児の生存権と抵触するということなのである。したがって、子供を望まない女性の権利が当然のごとく優先するというのではない。そこには人格的かつ現在的な葛藤状況があるのであり、止むに止まれぬ選択としてなされるということなのである[30]。胚の廃棄や胎児の中絶は、母体の、身体的だけでなく、精神的な健康という観点との比較考量においてなされる犠牲と捉えている。したがって、そこには極度の葛藤があるのであり、この葛藤においてなされる犠牲のゆえに、この行為が許容されるというのであって、決して優生学を認めることではない――そうドイツは考えようとしているのではないか。

着床前診断と「人間の尊厳」

それでは、胚の診断はいかなる時であれ不許可、とするドイツの人びとの根拠は何であろうか。それが、視座（a）の「人間の尊厳」議論なのである。この言葉はわれわれもよく耳にする言葉である。たとえば、厚生労働省、文部科学省、経済産業省の三省で作成した『ヒトゲノム・遺伝子解析研究に関する倫理指針』を見ても、基本方針の（1）が「人間の尊厳に対する十分な配慮」となっていて、「人間の尊厳および人権が尊重されなければならない」と明記されている。このように日本でも各種原則等でこの言葉が謳われているならば、ドイツの議論を顧みても、何も資するところがないではないか、ということになる。しかし本当のところそうではない。実は日本ではこの言葉の意味が、まったくと言っていいほど実質的に理解されていないとしか思えないのである。あたかも御題目のようにどのガイドライン等にも出てくるが、しかし、それ以上のものではないようである。たとえば、どの原則、ガイドライン等においても、「人権の尊重」という視座については、インフォームド・コンセントという概念として具体化され明記されている。しかるに、「人間の尊厳を尊重する」という視座については、このことがどういうことなのか、一向に具体的に示されていないからである。「人間の尊厳」と「人権の尊重」は同一の概念であるかのように混同されて捉えられているか、あるいは、その言葉が出ている指針全体を守ることがそうだといっているかのようである。だから、ともすれば「人間の尊厳という実質的に架空の概念によって禁止されるべきではない」という「人間の尊厳」に対する反対議論[31]となって現われてこざるをえないのも無理からぬ話なのである。

それでは「人間の尊厳」議論の内実とは何か。ドイツの議論から明らかになることは、人間の尊厳議論においては「胚の診断」それ自体が批判されることになり、一方、「生命の権利」議論では、診断そのものではなくて、診断の結果、生命が「生きるに値しない生命」と「生きるに値する生命」とに「選別」されることが批判されることになるということである。「診断」そのものが批判されるとはどういうことであろうか。第一に、人間は尊厳を持ったものとして、自立自尊の存在として、すなわちみずからが計算の基準であるものとして、計算可能な算定の一切から逃れるものだからである。第二に、「診断する」とはある観点から対象を測定するということであり、結局、人間が診断されるとは、基準であるものが測定される対象となることだからである。しかるに、通常の診断が人間を対象化するものであるにもかかわらず、問われることとすらないのは、それが治療を目的としてなされる合意の上での診断であり、その対象の存在そのものを否定することへ導くような診断ではなく、その対象の存在を維持するためになされる診断だからである。ところが、ＰＧＤは診断対象の存在を否定することを目的としてなされる診断なのである。

さらに指摘されなければならないことは、ＰＧＤの場合「胚」は診断の対象として生み出されているという事実である。すなわち、まず胚があり、その胚を診断するのではなくて、胚が診断の「道具」として産出されるという本末転倒がここにあるということなのである。もはや、胚はそれ自身の目的をも奪われているといわざるを得ない。ＰＧＤ賛成派の議論として、「もしＰＧＤを認可しないと、試しに妊娠するということが行われる恐れがある、このような事態を避けるためにＰＧＤの導入が必要だ」という議論がある。しかし、その解決策としてＰＧＤを持ってくることは成り立たない。なぜなら、胚と胎児の身分が同じであると仮定すると、ＰＧＤでは試しに受精卵を作成するということであり、診断の道具とされることとは変わりがないからである。したがって、「試しに妊娠すること」が批判されるなら、当然「診断のための胚の作成」も問題なのであり、何ら解決にならない。

それ以上に、既に考察したように、ドイツの議論においては現に中絶を伴う出生前診断が実施されているのに、なぜＰＧＤを許可してはいけないのかという議論があるが、その答えとしても、この「人間の尊厳」議論は有効なのである。「生命の権利」議論だけでは両者の間に相違を付けることはできないであろう。というのは、母体にある胎児の場合、診断が許容されるのは、たとえ結果として胎児が中絶に至るとしても、診断は治療を目的としてなされるからである。ところが、シャーレの中の胚を調べるのは初めから治療が目的ではないからである。そしてここでは診断のために胚が生産されるという本末転倒があるからであり、これは「人間の尊厳」の侵害だからである。

ところが、日本ではこのように診断そのものが問題とされるような議論は見あたらない。そのことが、日本には「人間の尊厳」という概念が実質的なものとして存在していないということを露見している。事実、ドイツではこの言葉が基本法一条一項で明確に謳われているのに対し、日本の憲法には「人間の尊厳」が謳われていない。たしかに、しばしばそれについて主張されるように、日本の憲法に謳われている「個人の尊厳」が「人間の尊厳」を前提としているという風に、解釈することも可能であるかも知れない。しかし、「人間の尊厳」とは、単に憲法で謳われている、謳われていないにすぎないものではなくて、西欧においては長い神学的・哲学的伝統を背景にして成立した概念なのである。すなわち、尊厳を持つものとは、「基体」であり、自立自尊のものであり、アウグスティヌスによると神がそれであり、近代になって、デカルトやカントの思想を通じてその位置に置かれることになった人間なのである。ところが、日本には、このような神学的・哲学的思想背景がない。したがって、憲法でたとえ暗に謳われていると考えたとしても、それはこのような実質を持つ概念とはとても考えられない。なぜなら、日本のＰＧＤに反対する議論には、「診断」そのことを批判する態度や議論がないからである。

元来、「人間の尊厳」という思想からは「胎児条項」などという言葉はあり得ないし、また「健康な子供が欲しい」という願望も、それがたとえ自然な願望であるとしても、倫理的によいとはいえないということに帰結する。なぜなら、このような条項や願望は「基体」である人間を「健康」という特定の観点で価値付けているからである。人間とはプラスマイナスを計算するすべてのもの、計算可能なものを離れた存在なのである。

「人間の尊厳」の実質的概念を欠いている日本において、胚の身分を論じたところで、所詮、それは胚の研究利用は不可という思想へ至ることはないであろう。「生命の尊重」という思想だけでは、動物の生命と人間の生命を区別することもできないし、たとえ「人間の生命の尊重」と置き換えても、そこから、すべての人間の生命を無条件に使用してはならないということ、まして目的として人間を尊重せよという積極的義務は導出不可能なのである。「尊重」は人間の一定の態度ないし行為を意味するのに対し、「尊厳」は人間そのものに内在する固有の価値を表わす概念だからである[32]。

この相違はまた「権利」と「尊厳」という二つの概念の相違からも由来するであろう。権利概念から導き出されるものは、「侵してはならない」という消極的義務、いわば不作為を要求する自動詞的義務であり、「人間の尊厳」から取り出されるのは「保護し発展すべきである」という積極的義務、すなわち他動詞的義務である。前者は、権利主体を「手段として取り扱ってはならない」へ、後者は尊厳の主体を「目的として取り扱え」へ導く。

『ヒト胚研究に関する基本的考え方』（旧科学技術会議）も「人間は生命の萌芽として倫理的に尊重されなければならない」としながらも、「適切な枠組みのなかで研究利用することは一定の範囲で許容されうる」となるし、『ヒトゲノム研究に関する基本原則について』（旧科学技術庁）もその三章第二〇節一で、「人の尊厳に反する研究を行ってはならない」と、ユネスコのヒトゲノム宣言に倣って謳われはするものの、解説を読むと、この「人」とはどうやら個人であるらしいことがわかる。すなわち、「個人の尊厳」となると、それは「人権の尊重」と同じことを意味することになるからである。

結局、この新しい技術、いわば縛りから解き放された現代のプロメテウスが人類に突きつけた問題は、カントの言う「考え方」、ブーバーの言う「態度の取り方」の問題ではないだろうか。効用を重視し、人間をはじめ一切を算定可能なものとして取り扱うか、それとも、少なくとも人間だけは算定化されないそれ自身で独自の目的をもったものとして取り扱うか。「われ―なんじ」の「なんじ」として向かい合うものの存在全体を肯定し、受容し、関係の中で生きるか、それとも「われ―それ」として連帯性を失った孤独の中で生きるか、どちらの「縛り」をわれわれ人間は自ら選ぶかという問題なのではないだろうか。

注

（1）「出生前診断・着床前診断とその問題点」鹿児島大学医学部産婦人科学教室永田行博の佐賀医科大学医学部産婦人科学講座開講二十周年記念式典講演（二〇〇〇年二月十三日）より。

（2）日本産科婦人科学会「ヒトの体外受精・胚移植の臨床応用の範囲」ならびに「着床前診断」に関する見解（一九九八年十月）。

（3）永田行博（鹿児島大学医学部産婦人科学講座教授）、先天性四肢障害児父母の会代表斉藤幸一様宛て「受精卵診断に関する意見書」へのご返事（一九九九年八月五日）。

（4）たとえば、UNESCO Asian Bioethics Conference (ABC '97), 4-8 Nov. 1997におけるDr. Sahin Aksoyの発表"Moral Controversies on Preimplantation Genetic Testing"を参照。

（5）Guidelines on Ethical Issues in Medical Genetics and the Provision of Genetics Services, 1995.『遺伝医学の倫理的諸問題及び遺伝サービスの提供に関するガイドライン』小児病院臨床遺伝懇話会有志訳、一九九七年。

（6）注（4）参照。

（7）注（1）参照。

（8）Diskussionsentwurf zu einer Richtlinie zur Präimplantationsdiagnostik, Bundesäztekammer, 24.02.2000. ＰＧＤのガイドラインの討議案、ドイツ医師会、二〇〇〇年二月二十四日。

（9）Enquete -Kommission, "Recht und Ethik in der modernen Medizin," Deutscher Bundestag, ab März, 2000. ドイツ議会付置・アンケート委員会「現代医学における法と倫理」。二十六名の委員（十三名政治家、十三名専門家〈医学者、法律家、哲学者、宗教学者、社会学者〉）から構成。ＰＧＤも審議対象。おそらく二〇〇一年早々にＰＧＤに対する意見を表明する。生殖医学に関する政策決定にとり、最も重要な委員会。審議が遅れいて意見表明は年末にずれこんでいる。

（10）拙稿『ドイツ各種委員会資料に見るヒトゲノム解析研究に対する倫理的態度（一）遺伝子診断』（『富山医科薬科大学一般教育研究紀要』二二、一—三二頁、一九九九年）を参照されたい。

（11）Gesetz zum Schutz von Embryonen=ESchG, 1990.『胚保護法』（一九九〇年十月二十四日連邦参議院で可決、一九九一年一月一日施行）。本書資料2を参照。

（12）Gemeinsames Wort der Deutschen Bischofskonferenz und des Rates der Evangelischen Kirche in Deutschland zur Woche für das Leben, Wieviel Wissen tut uns gut? Chancen und Risiken der voaaussagenden Medizin, 1997.

（13）ここから、いわゆるダウン症が排除されることになる。これに対して、高齢者を利用の対象から外すＰＧＤはほんの少しの婦人を助けるだけであり意味がないという反対議論も生まれている。注（16）参照。

（14）Präimplantationsdiagnostik—Thesen zu den medizinischen, rechtlichen und ethischen Problemstellungen, Ministerium der Justiz Rheinland-Pfalz, 20.06.1999.「ＰＧＤ——医学的・法的・倫理的問題への提題」（ラインラント・プファルツ州生命倫理委員会報告・法務大臣）。

(15) Deutsche Bischofskonferenz, 16.03.2000.

(16) Bundesäztekammer; Pressestelle der deutschen Ärzteschaft, (vorläfiges) Medien-Echo zur Prämplantationsdiagnostik, Stand: 22. März 2000.「ＰＧＤへのメディアへの反響」（暫定的）。

(17) Deutsches Ärzteblatt, Prämplantationsdiagnostik Nochmals: Öffentlicher Diskurs, Jg.97/Heft 28-29/17. Juli 2000.

(18) この問題については既に述べた。拙稿『ＰＧＤの倫理的問題―ヒトゲノムと人権―』（『医学哲学・医学倫理』一八、一一―二四頁、二〇〇一年）参照。

(19) Bundesministerium für Gesundheit, Positionspapier der Bundesministerium für Gesundheit zum geplanten Fortpflanzungsmedizingesetz, Bonn, den 5. November 2000. この態度表明において、ＥＳ細胞の研究利用禁止、受精卵や卵子の提供禁止、ＰＧＤの禁止などが述べられている。

(20) Prof. Dr. J. Reiter（マインツ大学カトリック神学部道徳神学教授・アンケート委員会委員）私信によると、二〇〇〇年八月時点では次のような議論がなされているとのことである。(1)ドイツでＰＧＤを支持するのは、医師たちの中のまったく小さなグループだけである。とりわけ生殖医学者であり、ＰＧＤでお金を得る人びとである。(2)医師の大部分はＰＧＤに反対である。(3)カトリック教会は明確にＰＧＤに反対表明をした。ドイツ福音協会はこれまでのところ明確に意思表明しなかった。(4)人びとの判断は拒絶的であるだろう。(5)アンケート委員会の予想される判断はおそらく拒絶であろう。(6)二〇〇一年夏に、アンケート委員会は、まだ一九九〇年の胚保護法で規則づけられていないことに関して、新しい生殖医学の提案を提示するであろう。(7)ドイツ医師会、およびドイツ厚生省にも倫理委員会があるが、政府・議会に付置のアンケート委員会の審議が最重要。

(21) Vgl. Deutscher Bundestag, Enquete-Kommission, 11. Sitzung, 13. November 2000.

（22）Deutscher Bundestag-Online-Diskussionsforum im Internet "Zur Frage der Präimplantationsdiagnostik" ab. 15. 02. 2001.
（23）Bundesärztekammer, PID: Hoppe fordert glasklare gesetzliche Regelung, 21. März 2001.
（24）出生前診断の目標は、胚や胎児の成長の障害を識別すること、誤った成長を早い時期に認識し妊婦と産まれていない子供に最高の治療を施すこと、妊婦の懸念と憂慮を対象化し取り去ること、妊娠の継続あるいは中絶についての決断において妊婦に援助を与えること、とされている（Richtlinien zur pränatalen Diagnostik von Krankheiten und Krankheitsdispositionen Bekanntgaben der Herausgeber: Bundesärztekammer）。
（25）Cf. J. S. Mill, On Liberty, ch. 3.
（26）Vgl. H. Jonas, Rechte, Recht und Ethik: Wie erwidern sie auf das Angebot neuester Fortpflanzungstechniken? in: Philosophische Untersuchungen und metaphysische Vermutungen, Insel, 1992, S.154f., 164.
（27）J. J. Thomson, A Defense of Abortion, Philosophy and Public Affairs, Vol. 1, No.1, 1971, 47-66.
（28）J. S. Mill, On Liberty, ch. 5. Cf. John Harris, Wonderwoman and Superman, Oxford UP, 1992, 79.
（29）山本達『ヒトゲノム解析と選択的妊娠中絶』（『福井医科大学一般教育紀要』一五、一九九五年、一五一八頁所収）。
（30）ハンス＝ルートビッヒ・ギュンター「生殖医療の倫理的および法的側面」（『広島法学』一七・三、甲斐克則訳、一九九三年）三六〇頁参照。
（31）坂本百大「ヒトゲノムの問題と生命倫理について」第十二回日本生命倫理学会・シンポジュウム二（二〇〇〇年十一月四日）発表要旨。
（32）ホセ・ヨンパルト『人間の尊厳と国家の権力』（成文堂、一九九〇年）五七―八頁。

＊本稿は、次の二稿を加筆し、まとめたものである。
「着床前診断の倫理的問題—ヒトゲノムと人権」（『医学哲学・医学倫理』一八、二〇〇〇年）
「ドイツにおける着床前診断の倫理的視座—「人間の尊厳」—」（『生命倫理通巻』一二、二〇〇一年）

盛永審一郎

第4章　人工生殖技術としてのクローン技術
——安全性に関する懸念——

はじめに

一九九七年二月、イギリスのロスリン研究所のウィルムット博士らのチームが、体細胞核移植クローン技術を用いて、成体の羊のクローンを産み出すことに成功したというニュースが流れて以来、クローン技術の人への利用の是非に関しては、倫理的・法的・社会的観点から多くの議論がなされてきた。哺乳類である羊で可能な技術は、おそらく人間にも適応可能である。今まではSFの世界の話であったクローン人間の産生も技術的にはおそらく不可能ではないということが明らかになったのである。しかしクローン技術の人への使用の規制に関する議論は、その成功率の低さと安全性に関する懸念という理由で決着しつつある。クローン技術の人への使用の法的規制の是非に関する議論は「哲学的・倫理学的」な理由というよりも「技術的」な理由でけりがつきつつあるのである。

また二〇〇一年の一月には、イタリアの不妊治療医セベリノ・アンティノリ氏と、アメリカの生殖生理学者パナイオティス・ザボス・米ケンタッキー大教授が、人間のクローンづくりを始めると宣言している。

彼らは人間へのクローン技術の使用を、不妊カップルによる使用に限定している。彼らは既に七百組のカップルから依頼を受けたと述べている。現在、クローン技術の人への使用に関する倫理的議論の中心になっているのは、こういった形で、それを「人工生殖技術」の一つとして不妊のカップルに用いてもよいかという問題である。そして生殖目的でのクローン技術の人への使用は、その安全性という観点から見れば、当面、許容することはできないのである。

1　成功率と安全性

クローン技術の人への使用に関して現在最も懸念されているのは、その成功率の低さと安全性に関する不安である。まず、その成功率の低さについて見ておこう。

体細胞核移植クローン牛は二〇〇〇年秋の時点で、既に日本国内だけでも約二百頭が生まれている。しかし体細胞核移植クローン技術を用いた場合に出産に至る確率は一%程度しかないということが明らかになっている。クローン胚の培養の成功率は三〇～四〇%しかなく、培養に成功したクローン胚を子宮に戻して分娩に至る可能性はそのうちの一〇%程度しかない。さらに、生まれる子牛の半分は死産するといわれている。

人間にクローン技術を用いても、同様の結果となる可能性が高い。そのため、一人のクローン児を生み出すためには、多くの女性から卵子を提供してもらう必要があり、また多くの女性に代理母になることを依頼しなければならないことになる。仮に成功率が牛の場合と同様だとすると、一人のクローン児を生み出すためには、約百個の卵子が必要になる（そのためには数十人の卵子提供者が必要である）。それによって三〇個程度のクローン胚ができるはずだが、次に延べ三十人程度の代理母が必要になる。そのうち着床に成功し、流産することもなく（クローン胎児は流産する割合が非常に高いことも報告されている）分娩に至るのは二、三人程度であり、しかもそのうちの半分は死産することになるだろう。このような成功率では、クローン技術の人への適用は人体実験でしかないといってよい。確かにクローン人間を生み出すことは不可能ではない。しかし、一人のクローン人間を生み出すためには数百個の卵子と数十人の代理母が必要だという事実を無視することはできない。

また、生まれてくる子に異常がある可能性が高いことも報告されている。たとえば最初のクローン羊である「ドリー」の体重は異様に重いことが報告されている。また羊、牛、マウスなど、既に体細胞クローンに成功している哺乳類では、いずれの種でも胎児の巨大化や、生まれてきた子の体重が標準よりも遙かに重いという事実が報告されている。[1] また一見正常に見える個体でも、成長してからその他の異常が生じる可能性があると述べる研究者もいる。

日本では一九九八年以降、ドリー産生に用いられた技術である体細胞核移植クローン技術を用いて、牛成体のクローンが続々と生み出されている。[2] 先進諸国では体外受精は既に一般的な生殖医療の一つとして定着しており、現在の日本では顕微授精を含めて、年間一万人以上の体外受精児が生まれている。また九八年十二月には、韓国で体細胞核移植クローン技術を用いて人の胚が生み出されたというニュースが流れた。[3] この胚を子宮に移植すれば、実際にクローン児が生まれていたかもしれないのである。このような事実だけを見れば、一見、人のクローン作成のためのハードルはそう高くないように思われる。羊、牛、豚でそれが成功している以上、クローン技術の人への使用に関する「技術的」困難はそう大きくはないとも考えられる。また顕微授精の技術を持つ医師や、動物でクローン胚の作成などに携わったことがある人にとっては、人クローンの作成はそう困難なことではないともいわれている。卵子提供者、代理母への謝礼を別にすれば、予算も数千万円から数億円も準備できれば十分だといわれることもある。人クローンは「最先端の研究所が何兆円もの予算をかけてやっと実現する」といったものではないのである。

問題として残るのは、卵子提供者および代理母として協力してくれる数十人の女性を確保できるかどうかということである。そして後述の「ラエリアン」という宗教団体などは、代理母として協力してくれる数十人の女性を確保しているため、この団体が最初のクローン人間をつくってしまうかもしれないともいわれている。だが先に述べたように、そのために多くの卵子と代理母が必要であるということ、そして生まれてくる子に異常が生じる可能性が高いということは、クローン技術の人への利用に関して大きな倫理的問題があることを示しているといってよい。

2　クローン技術の人への使用を宣言する人びと

一九九七年二月にドリーの誕生が報道され、人間のクローン産生も不可能ではないことが明らかになった直後の九七年三月には、アメリカ、日本等の各国で、人間のクローンに関する研究・実験に国家予算を用いないことが決定された。さらにクリントン大統領はクローン禁止法の制定を目指したが、結局、この時点ではその法案は成立しなかった。なお先に述べたように、日本では二〇〇〇年末に人クローン規制法が成立している。ちなみに、ドイツでは既存の「胚保護法」で人クローンの規制はカバーされており、フランスでも既存の「生命倫理法」（民法典）でそれを規制できると解釈されている。また、イギリスでは受精卵への細胞の核移植を規制する法律（Human Fertilisation and Embryology Act 1990）が既に存在している。そして二〇〇一年の四月には、生殖目的でのクローン技術の使用の規制を法制化する意向をイギリス保険相が表明している。アメリカでもようやく二〇〇一年の三月末から、ブッシュ政権がクローン技術の人への使用の規制に乗り出している。

だが、各国がクローン技術の人への使用を法的に規制する方向に進み、さらに体細胞核移植クローン技術の問題点が明らかになるといった動向とまるで逆行するかのように、クローン技術の人への使用を宣言する人びとが次々と現われている。まず九八年の一月八日にはアメリカで、物理学者のリチャード・シード博士が不妊夫婦を対象とした「クローン人間クリニック」をつくると発表した（後にシード氏にはその技術力も経済力もないことが判明している）。次に二〇〇〇年の九月には、ラエリアン・ムーブメントというジュネーブに本拠を置く新興宗教団体が、二億円の資金と五十人の代理母候補者を得て、医療過誤で死んだ十カ月の乳児のクローンの作成を始めたと発表した。そして先に述べたザボス、アンティノリの両氏である。人工生殖技術の専門家である両氏は、目下のところ人のクローン産生に最も成功しそうなグループだといわれている（ちなみにシード氏はラエリアン・ムーブメントの主催するシンポジウムにも、ザボス、アンティノリ両氏によるワークショップにも出席している）。

また、「クローン技術を用いてはならないとする倫理的根拠があるとしても、それを上回る利益があるなら、クローン技術の使用は許容できる」と主張する論者も多い（Tooley 1998）。クローン技術を用いるためのニーズがあり、しかもそのニーズを充たす手段が他になく、さらにクローン技術を用いても他人や産まれてくる子に大きな危害が加えられるわけではない場合には、この技術の使用が認められるというのである。具体的には「白血病の患者に適合する骨髄液のドナーが見つからない場合に、移植用の骨髄液を得るためにその患者の体細胞からクローン児をつくってドナーにする」といったケースである。アメリカでは白血病患者の娘を持つ親が、骨髄移植のドナーにする目的で新たに妹をつくったケースがある(4)。このケースでは、HLA（白血球の型）が合う確率は四分の一だったのだが、生まれてきた妹の型は幸運にも骨髄移植を必要とする姉の型と一致し、妹の骨髄を移植することによって姉は一命をとりとめた。このケースの場合には、運良く姉と妹のHLAが一致したのだが、姉妹や兄弟ではHLAが一致しないこともある。しかし患者のクローンであれば、間違いなくその型は一致する。このような形でのクローン技術の使用は人命の救助を目的としており、しかも骨髄移植では提供者に対する侵襲も比較的小さい。そのため、このようなケースではクローン技術の使用が倫理的に許容できる、といわれることがある。だが実際には成功率の問題もあるので、このような方法はあまり現実的ではない。またこのような骨髄移植については、患者の両親が体外受精を行って、複数の体外受精卵の中から患者とHLAが適合する受精卵のみを胚移植して出産するという選択肢もあり、既にこの技術が用いられたこともある。

さて、冒頭に述べたザボス教授とアンティノリ氏だが、両氏は体細胞核移植クローン技術を使用する対象を不妊のカップルに限定している。ザボス教授は「私たちは誰かの自我を複製しようとしているのではない。治療をしようとしているだけだ。マイケル・ジョーダンのクローンをつくることに興味はない」と言っている(5)。

しかしこの両氏に、先に述べたような成功率の低さを乗り越えることができるだけの技術的な裏付けがあるかどうかは、かなり怪しいといわれている。二〇〇一年の三月九日に、ザボス教授、アンティノリ氏を中心として、イタリアのローマ大学で「治療目的でのヒトクローニング」に関するワークショップが開催された。しかしこのワークショップの内容を見る限りでは、この両氏に人クローン作成のための技術的裏付けがあるとは考えられないと報告されている（竹安、山内　二〇〇一）。この両氏はクローン技術の人への使用に関して自分たちで研究を進めているわけではない。また、このワークショップでは何らかの具体的なデータが示されることもなく、両氏は他の研究者の研究に関する文献を紹介しているだけであったという。さらにこの両氏は、今後の研究に関する具体的なスケジュールも示していない。この両氏は実際には相当「怪しい」存在だといってもよい。なおアンティノリ氏は、以前六十二才の女性の子宮に受精卵を移植して物議をかもしたこともある。

3　ラエリアン・ムーブメント

目下、人間のクローンをつくることに熱心な団体として、前述のラエリアン・ムーブメントという新興宗教団体がある。この団体は、地球人は地球人よりも二万五千年分の進んだ科学力を持つ宇宙人によってつくられたクローン人間であると主張している（古来「神」と呼ばれてきたものはこの宇宙人のことだ、と言うのである）。このラエリアン・ムーブメントという団体は、クローン人間をつくる目的で、クロネイド（CLONAID）社という会社を設立している。そしてクロネイド社は二〇〇〇年八月二十八日に、クローン人間をつくる作業に着手すると発表した[6]。

ラエリアン・ムーブメントの発表によれば、依頼主はあるアメリカ人の家族である。その家族は医療ミスによって死んだ生後十カ月の赤ちゃんのクローンの作成をクロネイド社に依頼した。その家族は二億円以上の資金提供を申し出ているという。

もし死んでしまった子供の体細胞が何らかの形で保存されていれば、その体細胞を用いることによって、死んだ子供のクローンをつくることも技術的には不可能ではない。そしてクローン技術を用いれば死んだ子供と双子程度には似た子供が生まれてくる。ラエリアン・ムーブメントは子供を失った親の、死んだ子供と「よく似た子供」が欲しいという欲求に応えようとしているのである。

ラエリアン・ムーブメントの教祖である「ラエル」氏は言う。「医療ミスで殺された赤ちゃんの命を復活させたいと願うこの家族に反対するような親はいないでしょう。最初の試験管ベビーがその子供らしい笑顔でもって、体外受精技術の重要性を語ったように、クロネイドが蘇えらせる、可愛らしく健康な赤ちゃんも、クローン技術の重要性を物語ることになるでしょう。体外受精技術が当たり前のものになっていったのと同じように、その笑顔によってクローン人間の創造も当たり前のことになっていくのです」（ラエリアンのホームページから）。

クロネイド社によれば、この赤ん坊の冷凍保存された血液細胞からその遺伝子を含む核を取り出し、それを代理母となる女性たちの卵子に核移植してクローン胚をつくり、その胚を女性の子宮に戻すということである。また先に述べたように、現在のクローン技術の水準ではクローン胚の培養に成功する確率は低く、出産に至る確率も極めて低い。そのため一人のクローン児を生み出すには、多くの女性の協力が必要になる。クロネイドはこの目的のために、代理母として協力してくれる女性信者を世界各地から既に五十人確保したという。そして代理母の子宮への胚移植を一斉に行い、胎児の経過を観察して、最も健康に育っている胎児一人を出産させるという。クロネイド社は二〇〇一年中に最初のクローン児を出産させることを目標としているということである。

なお、クロネイド社は当初、アメリカをクローン作りの場所に選んでいたが、クロネイド社はその理由として、「アメリカにはクローン人間作りを罰する刑法規定がない」ことを挙げていた[7]。もっとも、ブッシュ政権がクローン技術の規制を表明してからは、クロネイド社は「アメリカではクローン技術を用いた子の産生は行わない」と表明している[8]。

4　体細胞核移植クローン技術の特徴

ここで、ドリー誕生のために用いられた体細胞核移植クローン技術の特徴を確認しておきたい。「体細胞核移植クローン技術」の最大の特徴は、それを用いることによって特定の遺伝的性質を持った子を生み出せることである。この点で体細胞核移植クローン技術は、体外受精や、精子提供、代理母といった既存の人工生殖技術とは本質的に異なっている。

体細胞核移植クローン技術を用いれば、特定の遺伝的形質を持つ（または持たない）個体を意図的に産み出すことができる。もっとも誤解されることが多いが、人間に関していえば「特定の遺伝的形質を持つ」ということは、必ずしも「特定の能力や性格」を持つということを意味しない。人間の能力や性格は遺伝と環境との複雑な相互作用によって形成されるものであり、何らかの遺伝子を持っているということは、何らかの能力や性格を持つということを意味しないのである。

体細胞核移植クローン技術は、遺伝的偶然性に支配されることなく特定の遺伝的形質を持った子を意図的に生み出せるという点で、体外受精や人工授精とは本質的に異なっている。ある種の形質を持った子を産むことを期待して用いられるという点では、体細胞核移植クローン技術は「精子（卵子）バンク」の延長上にあるといってよい。そして今までは増進的遺伝子工学（人間の遺伝子に手を加えて能力を向上させること）との関連で問題にされてきた、「オーダーメイド・チャイルド」や「デザイナー・ベビー」はクローン技術という形で実現したということができる。

「クローン」という語はもともと「挿し木」を意味しており、同じゲノムを持つ生物個体のことである。一卵性双生児も互いにほぼ同じゲノムを持つ。つまり生物学的にいえば、クローンとは「年の離れた双子（一卵性双生児）の弟または妹のようなもの」である。体細胞核移植クローン技術を用いた児の産生は、ある人の「遅れて生まれてきた双子（delayed twin）」を生み出すことにすぎない、といわれることもある。そして、双子の能力や性格が同じであるということがあり得ないのと同様に、人クローンの能力や性格と体細胞提供者の能力や性格が同じということはあり得ない。人クローンと細胞提供者とは、双子程度には似ているはずだが、育つ環境も違うので、両者の間には親子よりは少し似ているところが多い、という程度の類似点しかないだろう。クローン技術の人への利用について議論する際には、遺伝子は人間の能力や性格の一部しか決定しないことを忘れてはならない。

そして特定の資質を持つことを期待されて生み出された子は、ある種の期待とともに育てられ、そのような期待によって人生を束縛される可能性が高い。そのような期待は、その子のアイデンティティの形成にも大きな影響を与えるだろう。そのような期待によって、その子のある種の自由権や自律（autonomy）、より具体的には「自分の人生を自由に選んでいく権利」が脅かされ、その子はある種の可能性を閉ざされる可能性もある。

当初、クローン技術の人への使用に関する議論は、この特徴を中心にして交わされてきた。しかし目下の議論の中心となっているのは、このような目的でクローン技術を用いる場合ではなく、それを人工生殖技術の一つとして用いることができるかどうかということなのである。

5　人工生殖技術としてのクローン

クローン技術の人への使用に関する問題は、ザボス、アンティノリ両氏のケースに見られるように、それを人工生殖技術の一つとして、不妊のカップルに用いることの是非に集約されつつある。他の人工生殖技術では子供をつくれない不妊のカップルが、夫婦のどちらかのクローンをその夫婦の子供としてつくるといったケースが考えられる。ザボス博士らがクローン技術を用いると発表したのは、このような事例である。たとえば、妻が卵巣を摘出していて卵子がつくれない、あるいは夫が顕微授精技術ですら使えない重症の無精子症である（もっとも今後、このようなケースは減っていくだろうと思われる）といった場合に、その妻または夫のクローンをつくるといった形で、不妊症「治療」としてクローン技術を用いる可能性が考えられる。このケースでは、特定の遺伝的形質を持った子を産むことが直接意図されているわけではない。不妊カップルが人工生殖技術の一つとしてクローン技術を用いる場合に、依頼者が望んでいるのは自分たちの「子供」であって、誰かの「コピー」ではないのである[9]。

現在、不妊のカップルが利用する人工生殖技術には体外受精・顕微授精、代理母、第三者からの精子（卵子）提供等がある。このうち体外受精・顕微授精は既に日本だけでも年間数万組のカップルに対して用いられており（もっとも、出産にまで至るのはそのうち一五％ほどである）、年間一万人以上の体外受精児・顕微授精児が生まれている。だが夫が無精子症である場合や、妻が卵巣を摘出している場合は、第三者からの精子や卵子の提供を受けなければ体外受精を行うこともできない。しかし第三者から精子や卵子の提供を受けるなら、いやでもその提供者の存在を意識せざるを得ない。それを好まない夫婦がクローン技術の使用に走る可能性がある。もっとも、顕微授精技術等の進歩によって、「他の人工生殖技術では、夫婦のいずれかと遺伝的につながりのある子供をつくれない」というケースが事実上、消滅する可能性もある。しかし、それを待てないカップルが体細胞核移植クローン技術の使用に走らないという保証はない。アンティノリ氏とザボス氏はそういったカップルに対して、クローン技術を使おうとしているのである。

6　胚性幹細胞と卵子の利用

またクローン技術との関連ではＥＳ細胞、つまり胚性幹細胞（Embryonic Stem Cell）の問題を無視することはできない。

一九九八年十一月にアメリカでヒトのＥＳ細胞の樹立が成功した。ＥＳ細胞は、そこから人の臓器や組織が得られる「万能細胞」などといわれている。ES細胞は、初期の胚が胚盤胞と呼ばれる段階にまで分裂した時期に取り出されて、そこから培養される。ES細胞と体細胞核移植技術を組み合わせれば、将来、自分の組織や臓器を直接培養できるようになる可能性がある（もっとも、現在のES細胞の技術ではせいぜい「組織」の培養が可能なだけで、「臓器」の培養が可能になるのはまだ先のことである）。たとえば、白血病の治療のためには提供された卵子の核を取り除き、自分の健康な体細胞の核をそこに移植し、さらにそれを「胚性幹細胞」が得られる時点まで分裂させ、そしてそれによって得られたES細胞から骨髄細胞をつくり、それを自分に移植すればよいのである。

しかしこのES細胞については、安全性の観点からの懸念も表明されている。また胚性幹細胞を得るためには受精卵を用いざるを得ない。現在、その「原料」としては、体外受精の際に多目につくられた受精卵で、子宮に移植されることのなかった胚、つまり「余剰胚」を用いるという方法が主流である[10]。このように、ES細胞は「胚」を「原料」としなければならないということも、ES細胞の利用に伴う倫理問題の一つである。たとえ胚に人格的価値を認める必要はないとしても、胚が「可能的な人格」であることは否定できず、胚は何らかの道徳的配慮の対象となるといってよい。つまり胚は単なるモノではない。よって、それをある種の「材料」として大量に用いることには大きな問題があるはずである。同様に、体細胞核移植クローン技術を用いる場合にも、多くの胚（体細胞を核移植された胚）が「材料」として用いられることになる。

さらに人間の卵子の獲得は困難なので、人の卵子が得られない場合には、人の卵子の代わりに牛の卵子を用いるという方法も検討されている。つまり牛の卵子の核を取り除き、そこに人間の細胞の核を入れ、そこから人の胚性幹細胞を得ようとするのである（いわゆる「ヒト性融合胚」）。

7　日本における法的規制――「ヒトに関するクローン技術等の規制に関する法律」――

次に、クローン技術の人への使用に関する法的規制について確認しておこう。ドリーの誕生後、人間のクローン作成に関する法的規制については欧米各国で議論され、日本でも二〇〇〇年十二月六日に、「ヒトに関するクローン技術等の規制に関する法律」が制定された（施行は二〇〇一年六月）。この法律では「特定胚」と呼ばれる胚をヒトまたは動物の子宮に移植することが禁止されている。「特定胚」とは、人クローン胚、受精卵クローン胚、ヒトと動物とのキメラ胚（この法律では集合胚と呼ばれている）、ヒトとヒトとのキメラ胚、動物の卵子に人間の精子を授精させたものなどのことである。

この「ヒトに関するクローン技術等の規制に関する法律」は、人クローン個体、ヒトと動物とのキメラ個体、ヒトとヒトとのキメラ個体などの産生およびそれにつながる行為のみを禁止している（懲役十年または罰金一千万円）。一方、この法律では、動物個体のクローン作成、および「ＥＳ細胞」の作成については規制していない。この法律の基本的な意図は、ＥＳ細胞研究の可能性は確保しつつも、人クローン個体の作成は禁止することにある。そのため、この法律では特定胚を人間の子宮に着床させることと、動物の子宮に着床させることだけを禁止することによって、人のクローン個体および人のキメラ個体が生まれることのみを防止するような形になっている。

またこの法律では、特定胚の作成、譲受、輸入、廃棄、特定胚を用いた研究を「文部科学省」に届け出なければならないことになっている。つまり「特定胚」を用いて研究を行う各研究者は、研究を行う際には文部科学省に届け出た上で、「指針」に従わなければならないというのである。特定胚をつくって届け出ない場合、あるいは虚偽の届け出とともに特定胚を作成、譲受、輸入した場合は懲役六カ月、または五十万円以下の罰金に処せられ、特定胚の作成、譲受、輸入等についての記録も義務づけられている。そして、研究者が指針に従っていない場合には、文部科学省は研究計画の変更、研究の中止を求めることになる。さらに、文部科学省は特定胚の取り扱い状況などについて報告を求めることができ、必要に応じて立ち入り検査を行うこともできることになっている。

以上がこの法律の内容だが、この法律は確かに人クローン個体の産生を禁止するものではあるが、その基本的な意図は文部科学省による「特定胚」研究の管理にあるといってよいだろう。

8　法的規制の根拠

それでは、このように人クローン個体の産生を規制する法的根拠は何だろうか。クローン技術の法的規制の根拠としては、当面は「安全性」だけで十分だといってよい。だが心臓移植技術の場合も、その初期にはレシピエントのほとんどが数カ月で死亡していたが、免疫抑制剤の改良により、現在では多くの人が五年以上生き延びるようになっている。同様に、クローン技術の問題点もいつかはクリアされる可能性がある。そして仮に安全性の問題がクリアされたとすると、クローン技術の使用を法的に規制する根拠を挙げることはひどく難しいことになる。なお今までにアメリカ、フランス、日本で作成された報告書や、この問題に関する論文等の中で挙げられている法的規制の根拠としては以下のようなものがある。[11]

・「〈人間の尊厳〉に反する」
・「男女両性が関与しない」
・「〈遺伝的偶然性〉がない」
・「特定の遺伝的形質を持つ人間を人為的に生み出すことは人間の育種―家畜化である（優生学的な懸念）」
・「特定の遺伝的形質を持った子供を産み出すことは人間の手段化・道具化につながる（何らかの目的のための単なる手段とするために児をつくることは許されない）」
・「特定の目的を持って子供を生み出すことは、生まれてくる子供の自由と自律性、アイデンティティを何らかの形で損なう可能性が高い（クローンをつくる人の強い期待などによって子供が何らかの心理的影響を受ける）」
・「自己の性質・能力等の予見可能性に基づく各人の自律性の侵害」
・「人間の個別性を損なう」
・「家族概念が混乱する、とくに男女両性の夫婦を中心とした家族制度が崩壊し、〈親であること〉の意味が根本的に変化する」

だが、米英の「規制反対派」の論者たち（Dawkins, Harris, Silver, Tooley, Tribe）は、このような根拠はいずれも法的規制のための根拠としては不十分だと主張する。たとえば不妊のカップルが体細胞核移植クローン技術を「人工生殖技術」の一種として用いたとしても、生まれてくる子は必ずしも何らかの目的のための手段・道具として生み出されるわけではない。

また人クローンの産生に関する倫理的・社会的観点からの議論は、生殖目的でのクローン技術の使用を「生殖の自由」という権利によって正当化できるかどうかという問題を中心にして進められていることが多い。そこで、次に「生殖の自由」という概念について簡単に見ておこう。

9　「生殖の自由」

「クローン技術規制反対派」は、クローン技術の使用の法的規制に反対するために、「生殖の自由(reproductive freedom/autonomy)」という権利を楯にとることが多い。

確かに「個々人の自由は最大限認める」というアメリカ型の自由主義社会では、「生殖」に関する選択肢は多ければ多いほどよい、ということになる。日本でも夫以外の男性からの精子提供（ＡＩＤ）は慶應大学付属病院等で数十年前から行われてきているし、商業的な精子バンクの利用も現在のところ法的処罰の対象とはされていない[12]。そしてアメリカでは商業的精子バンクは日本以上に普及している。商業的精子バンクの使用ですら実質的に認められているのに、なぜ体細胞核移植クローン技術の使用だけを規制しなければならないのだ、ということが推進派の言い分である。

だが「生殖の自由」という権利は、そもそも人工妊娠中絶の権利、避妊の権利である「産まない権利」と、強制的な不妊手術から女性を守る「産む権利」を意味していたはずである。つまり、それはある種の抵抗権、すなわち国家が中絶・避妊を禁止することに抵抗するための権利、そして国家による不妊手術の強制に抵抗するための権利を意味していた。近年では「リプロダクティブ・ヘルス・ライツ」と呼ばれるように、この権利はまず女性の健康を保護するための権利を意味している。このような権利を、クローン技術の使用を正当化するためにまで用いることは権利の濫用である。なぜなら、クローン技術の使用は基本的には女性の健康を損なうものでしかないからである。

「生殖の自由」とは、生殖に関するあらゆる選択肢の使用を認めるような権利ではない。人工生殖技術の使用は、それを用いる必然性、つまりその技術の使用を多くの人に納得させることができるだけの根拠があり、その技術の安全性（卵子提供者・子宮提供者となる女性たちと、生まれてくる子の健康に悪影響がないこと）が十分に確保されている場合にのみ認められるはずである。そして「生殖の自由」という権利を、精子バンクの使用、さらにクローン技術等の方法によって、特定の形質を持った子をつくることを正当化するためにまで用いることはできないだろう。「生殖の自由」とは、生殖に関するあらゆる選択肢の使用を認めるような権利ではないのである。

このような権利は、中絶や不妊の権利を奪われていた女性たちによって提唱された権利である。しかし本来、中絶や避妊の法的規制に対する抵抗権として、女性たちから提起された権利が、好奇心と名誉欲からクローン技術を用いようとする男性科学者たちによって訴えられるということには問題がある。(13)

10　安全性の問題

現時点では、クローン技術の人への使用を法的に規制するための根拠としては、成功率の低さと技術的安全性に対する懸念だけで十分だといってもよい。たとえば、ワシントン医科大学のマイケル・R・サウルス氏は、ザボス氏らの試みについて、ワシントン・ポスト紙のインタビューに答えて以下のように述べている。

「これは非倫理的で、カウボーイ的な行為だ。社会的・哲学的な問題のことは忘れよう。クローン技術は医学的に見て安全かどうかはまったく分からないのだ。これは医学的な行為ではない。彼らは新聞の見出しを飾りたいだけだ[14]」。

二〇〇一年三月二十八日には、クローン技術の人への使用に関する公聴会がアメリカ議会で開催された。その公聴会でマサチューセッツ大のイェーニッシュ教授は、「現在、そのような技術（筆者注＝人に対して生殖目的で用いられるクローン技術のこと）は存在しないし、これからもそれは無理だろう」と主張している（なおイェーニッシュ氏は、この公聴会には、ドリー計画を成功させたウィルムット氏との共同研究者という立場で参加した）。さらにイェーニッシュ氏は、「正常に成長しているように見えても、実はそうではないかもしれない。今いるクローン動物の中で、『正常』と言えるものはいないと思う」とも語っている[15]。

たとえクローン技術の人への使用の正当化のためにどのような根拠が提示されたとしても、安全性に関する懸念と、成功率の低さは、そのような根拠よりも重視されるべきである。

一般に自由主義の社会では、「他者」に対する危害の防止といった相当の理由がない限り、個人の行為を規制することは難しいといわれている。しかし卵子を提供する女性、代理母として子宮を提供する女性、さらに生まれてくるクローン児は明らかに「他者」である。そしてあまりにも成功率が低い現状では、クローン技術を用いて子を生み出すという行為は、卵子提供者、子宮提供者である女性に「危害」を加える行為だといってよい。また先に述べたように、現時点では体細胞核移植クローン技術を用いると、生まれてくる子に異常が生じる可能性も高い。以上のような点で、クローン技術を用いて子をつくるという行為は、「他者に危害を加える行為」だといってよいだろう。

確かに、体細胞核移植クローン技術の使用については、「体細胞提供者、卵子提供者、子宮提供者に対してそのリスクに関する十分なインフォームド・コンセントやカウンセリングがなされ、クローンを生み出そうとするカップルがその子をちゃんと育てる保証があることが確認できれば、クローン技術を用いた子の産生は許される」という主張もある。クローン技術の使用は卵子提供者や子宮の提供者に大きなリスクを課すことになるのだが、それらの女性がそういったリスクについて十分に納得していて、彼女たちが「自己決定」に基づいて行為しているのなら、体細胞核移植クローン技術の使用は許容されるということになる。

だが現状では、技術的安全性の問題、つまり成功率の低さという問題はあまりに大きく、生まれてくる児に異常や奇形・障害が生じる可能性も高い。また一人のクローン児を生み出すためには、卵子採取と子宮提供のために、多くの女性の身体を利用することになる。それはまさに人体実験と呼ばざるを得ない。卵子の採取に伴う女性への侵襲や薬の副作用は決して無視できず、後遺症が生じる可能性もある。「治療」目的ではなく、成功する可能性も極めて低い処置のために、そのような負担を数十人の女性に強いること

を、倫理的に許容することは困難である。(16)

体外受精・顕微授精等についても、それらの技術が実用化された当初は、こういった技術を用いると生まれてくる子に異常や奇形が生じるのではないかといわれていた。だが、そういった技術を用いることによって生まれた子どもに異常や奇形が発生する確率は当初予想されていたよりも遥かに低く、その確率は自然な懐胎・出産による場合とほとんど変わらないと今ではいわれている。確かにクローン技術を用いる場合にも、将来、技術的安全性がクリアされる可能性は決してゼロではない。とはいえ、そのレベルにまで技術を「向上」させるためには、多くの女性の身体を実験台として用いざるを得ないという事実を無視することはできないだろう。

おわりに

私たちは過度期にいるだけなのだろうか。体外受精が広く普及し、私たちがそれに慣れてしまったように、クローン技術にも慣れてしまって、人びとはやがてそれにさほど抵抗を感じなくなってしまうのだろうか。おそらくそのようなことはないだろう。何よりも、体外受精の場合には予想されていたよりも安全性が高かった、という事実を無視することはできない。体外受精・顕微授精技術の使用については、たとえ女性に対する侵襲があるとしても、「切実なニーズがある」「遺伝的に両親と血のつながりのある子をつくることができる」といった理由によって、条件付きで許容できるし、肯定せざるを得ない。

私たちがクローン技術を用いた子の産生に対して感じる嫌悪感は、卵子提供者である女性の負担に対する軽視に対する嫌悪感、生まれてくる子の健康に対する配慮のなさに対する危惧、本来、抵抗権である権利を濫用する自堕落さに対する嫌悪感とが入り混じったものだといってよい。

多くの代理母を確保することは困難である。したがって、生殖目的での体細胞核移植クローン技術が日本で大規模に用いられることはまずないだろう。しかし多くの規制の目をかいくぐって、世界のどこかで世界初のクローン児が生まれてこないという保証もないのである。

注

（1）Time（Feb. 26. 2001）の特集記事等を参照。
（2）一九九九年四月には、雪印乳業が牛乳から牛のクローンをつくることにも成功している。
（3）この韓国での実験は「不妊治療」研究のためだったということである。この実験については詳細なデータが報告されておらず、その実験の内容の信憑性について疑問視する向きも多い。
（4）一九九一年の「アヤラ・ケース」。"The Flesh of my Flesh"（67-8）などを参照。
（5）Washingnton Post（Jan. 27. 2001）を参照。
（6）ラエリアン・ムーブメント自身によるこの件に関する発表は、ラエリアン・ムーブメントのホームページ（http://www.rael.org/int/japanese/press/press.htm）に掲載されている。
（7）『読売新聞』二〇〇〇年九月二十二日記事等参照。
（8）New York Times（July 2. 2001）を参照。
（9）同性愛カップルがどちらかのクローンを自分たちの「子供」としてつくるといった場合も同様である。

(10) もっとも、そのような胚を「余剰」胚と呼ぶこと自体がある種の価値判断を前提している。「余剰な」つまり「いらない」「余っている」どうせ「捨てられる」胚であるから、それはどのように使ってもよい、ということになる。

(11) これらの根拠は"Cloning Human Beings" "Reponse au President de la Republique au sujet du clonage reproductif"『人クローン個体の産生等を禁止する法律についての報告書』「大学等におけるクローン研究について（報告）」「クローン技術に関する基本的な考え方について（中間報告）」等で挙げられている。

(12) 日本にも「エクセレンス」という名の商業的精子バンクが存在している。http://www.osk.3web.ne.jp/~excelle/index.shtml を参照。

(13) たとえばドーキンスは、自らのクローンをつくりたいという希望を述べているが、彼はその根拠として、「好奇心」を挙げている（『クローン是か非か』所収のドーキンスのエッセイ）。しかし、科学者の「好奇心」を充たすためだけに人クローンを生み出すようなことには、重大な問題があるといってよいだろう。

(14) Rick Weiss, U.S. Fertility Expert Announces Effort To Clone a Human, in: Washington Post（Jan. 27. 2001）参照。

(15) 以上のイェーニッシュ氏の発言は時事通信社がインターネット上で二〇〇一年三月二十九日に配信した記事に基づく。同様の発言をする研究者は多い。

(16) クローン技術の使用は卵子の売買につながる可能性もある。クローン技術のために用いられる場合に限らず、今後はＥＳ細胞研究や、その他の目的のために、卵子や受精卵、胚が「商品」として流通するようになる可能性もある。

＊本稿は平成十二年度科学研究費奨励研究A課題番号一一七一〇〇一六による研究成果の一部である。また、以下の四編の続稿として執筆されたため、内容的に多少重複する箇所がある。

「講義録　生命の科学─クローン技術の倫理問題／出生前診断と選択的人工妊娠中絶」（高野山大学生命倫理研究会編『生命倫理講座講義録〈平成九年度〉生と死　生命の諸相』高野山大学、一九九八年、二七─一六一頁）。

「海外研究動向紹介と文献リスト：体細胞核移植クローン技術のヒトへの使用に関する倫理問題─ＮＢＡＣレポートを中心に─」（『生命・環境・科学技術倫理研究』千葉大学、一九九九年、一〇二─二四頁）。

「体細胞核移植クローン技術の人への使用と〈生殖の自由〉」（『生命倫理』十一、日本生命倫理学会、二〇〇〇年、三五─四一頁）。

「研究ノート：クローン技術の真の問題」（『佛教大学総合研究所研究紀要』八、二〇〇一年、二三一─四三頁）。

蔵田伸雄

第5章　「ヒト胚」の法的地位と尊厳
――生命科学技術に関するわが国の規制をめぐって――

1　はじめに

日本ではこの二年の間に生命科学技術の規制に関する行政の報告書が相次いで公表された。クローン技術による人間の産出を禁止した「クローン技術による人個体の産生等に関する基本的考え方」（一九九九年十一月）、ＥＳ細胞を作成するために余剰胚を使用することを認めた「ヒト胚性幹細胞を中心としたヒト胚研究に関する基本的考え方」（二〇〇〇年二月）、そして、ヒトゲノム研究における「憲法的文書」と位置づけられた「ヒトゲノム研究に関する基本原則」（二〇〇〇年六月）である。さらに二〇〇〇年十一月には、最初の報告書を基礎とした「ヒトに関するクローン技術等の規制に関する法律」が国会を通過し、二〇〇一年四月一日に施行された（平成十二年法律一四六号）。この法律は、「人クローン胚、ヒト動物交雑胚、ヒト性融合胚又はヒト性集合胚を人又は動物の胎内に移植」する行為を禁止し（三条）、その違反に対しては十年以下の懲役もしくは一千万円以下の罰金、または両者の併科という重い刑罰を科している（一六条）。

本稿では、最初にこれらの規制の問題点を指摘し、次にヒト胚の法的地位と尊厳について考察を行う。

2　生命科学技術に関するわが国の行政規制および法的規制の問題点

(1)　まず、報告書を作成した科学技術会議生命倫理委員会の基本的な立脚点それ自体に問題があることが、既にこれまでに指摘されている。日本では生命倫理の中心命題が人体実験における人権の保護であることが十分に認識されて来なかった。また、通常の医療がしばしば人体実験と結びついていること、さらに、そのような人体実験と結びついた医療がヘルシンキ宣言に規定されているような特別の制約に服すべきことも十分に認識されて来なかった。[1]三十年ほど前までは、「学用患者」という言葉さえ用いられていたように、「患者の権利」はほとんど認識されておらず、患者は通常、自分が受ける新しい医療に伴う危険、負担、また他の選択肢を知らされていなかった。ここ十数年ほどの間にこのような状況は改善され、「インフォームド・コンセント」という言葉も急速に普及した。しかし、インフォームド・コンセントは一般にはなお、通常の医療における医師—患者間の取り決めのためのものとしてのみ捉えられている。日本の医師会はヨーロッパ諸国に見られるそれとは異なり、私的な団体にすぎず、今日に至るまで、人体実験について定めた医業職務規程も存在しない。ヘルシンキ宣言は日本ではまだ十分普及していないように見える。

生殖医療の分野でも、研究は日本産科婦人科学会の自主規制にのみ委ねられてきた。このことは、受精卵の凍結や体外での顕微操作等の先進的な生殖技術が容易かつ迅速に普及することに、そして余剰胚が大量に作成されることに寄与したかもしれない。一九九八年に、日本産科婦人科学会が禁じている第三者の卵子を用いた人工授精を公然と実施した一人の医師が学会を除名された。[2] しかし彼の行為を阻止する有効な手段はない。最近の新聞は、彼が今度は代理母出産を手がけたことを報じている。[3]

これを契機として、旧厚生省はようやく生殖技術の規制に着手するに至ったが、[4] 以上のような状況の下で、生命倫理委員会は、生命倫理の統合的な原則を打ち立てようとはせず、問題を個別的に扱い、三つの独立した報告書をそれぞれ準備するにとどまった。[5]

(2)　クローンに関する最初の報告書は、以下の理由を挙げて、ヒトのクローン産生は人間の尊厳に反するとしている。

「クローン技術の人個体の産生への適用は、……（人間の育種）や、また、人間を特定の目的の達成のための手段、道具と見なすこと（人間の手段化・道具化）に道を開くものである。また、既に存在する特定の個人の遺伝子が複製された人を産生することにより、体細胞の提供者とは別人格を有するにもかかわらず常にその人との関係が意識され、実際に産まれてきた子供や体細胞の提供者に対する人権の侵害が現実化・明白化する。

社会的な観点からは、上記二点の問題を容認することは、人間の個人としての自由な意志や生存が尊重されている状態とはいえず、すべての国民は個人として尊重されるという憲法上の理念に著しく反することになる（個人の尊重の侵害）。

遺伝子があらかじめ予定されている無性生殖であり、人間のいのちの創造に関する基本認識から著しく逸脱するものであり（人間の生殖に関する基本認識からの大きな逸脱）、かつ親子関係等の家族秩序の混乱が予想される」（「クローン技術による人個体の産生等に関する基本的考え方」第三章一（七）①）。

報告書はこのようにして、ヒトのクローン産生は罰則付きの法律によって規制されるべきであるとの結論を導き出し、ヒトのクローン産生を処罰する世界初の単独法の立法へと導いた。

報告書に掲げられた諸々の理由は、世界人権宣言のキー概念である「人間の尊厳」に理念に沿うもののように見える。憲法が人間の尊厳それ自体を保護する特定の規定を持たず、学説においても人間の尊厳の明確な概念がまだ一般に受け入れられていない現状にかんがみると、報告書が「人間の尊厳」の国際的な定義をはっきりと受け入れたことは、大いに注目すべきことのように思われる[6]。しかし治療的クローニングに関しては、科学研究が医療の進歩に貢献し得ることを理由に、人間の尊厳の重大な侵害はないとされた。それゆえ、クローンに関する報告書を作成した第一小委員会は、「ヒト胚」の問題を第二小委員会に委ねたのである（同第三章二（一）、（二））。

(3)　ヒト胚に関する第二の報告書は、ヒト胚の地位について以下のように述べている。

「わが国においては、体外受精の結果得られ、子宮に移植される前のヒト胚について、現在のところ民法上の権利主体や刑法上の保護の対象としての法的な位置づけはなされていない。しかしながら、ヒト胚は、いったん子宮に着床すれば成長して人になりうるものであり、ヒトの発生のプロセスは受精以降一連のプログラムとして進行し、受精に始まるヒトの発生を生物学的に明確に区別する特別の時期はない。したがって、ヒト胚はヒトの生命の萌芽としての意味を持ち、ヒトの他の細胞とは異なり、倫理的に尊重されるべきものであり、慎重に取り扱わなければならないと考えられる」（「ヒト胚性幹細胞を中心としたヒト胚研究に関する基本的考え方」第二章二）。

報告書はこのようにして、厳格な規制の下で、ES細胞を作成するために初期胚を使用することを認めている。ただし、それは十四日までの余剰胚に限定されている（同第三章二（一）、（二））。余剰胚に限定されるのは、廃棄される多くの余剰胚が現実に存在しているという事実、十四日目までに限定されるのは、従来の医療実務をそれぞれ前提にしたためであり、これらの現状の是非はまったく議論されなかった。[7]

しかし、一方でヒトの生命が受精の瞬間に始まるという科学的事実を認めながら、ヒト胚を「ヒトの生命」ではない、単なる「ヒトの生命の萌芽」と見なすことが可能であるとは思われない。この矛盾は第二小委員会において指摘され、正当にも、初期胚の道徳的地位について十分議論すべきであると主張した委員もあった。しかし多数の委員は、小委員会は「医療や科学技術の進展にきわめて重大な成果を生み出すことが想定される」科学研究に関する規則を定めることのみを目的として設置されたことを理由に、つまり、ES細胞の研究は倫理的に許されるべきではないという決定を下す余地は彼らにはないことを理由に、これを斥けた。このようにして、「ヒトの生命の萌芽」という曖昧な概念が意図的に採り入れられたのである（第七回生命倫理委員会議事録（二〇〇〇年二月二十二日）、第十一回ヒト胚小委員会議事録（二〇〇〇年一月十九日）、同第十三回議事録（二〇〇〇年二月二日）、同第十四回議事録（二〇〇〇年三月六日）、参照）。この事情は、イギリスにおいて同様の議論が行われた折に、ワーノック委員会のメンバーであったマクラーレンによって不合理に導入された「前胚」（pre-embryo）という言葉を思い起こさせるものである。[8] 果たしてこの概念はパブリックコメントにおいて多くの反対に遭い、ヒト胚の地位についての議論はさらに続けられるべきであるという決定が下された。しかしそれは、ＥＳ細胞の研究を開始することを決めた第二の報告書が出された後でのことに過ぎない〔第八回生命倫理委員会議事録（二〇〇〇年三月十三日）、第十四回ヒト胚小委員会議事録（二〇〇〇年三月六日）〕。[9]

要するに、この報告書は科学技術の有益性を優先して、ヒト胚はわが国の現行法上明確に位置づけられていないこと、および現在の医療実務上多数の余剰胚が廃棄されていることを理由に、初期胚を「人」でないものとして位置づけたのである。小委員会は、幹細胞を作成するための中絶胎児の使用については、胎児を母体から取り出す現在の医療実務は胎児に損傷を与え、科学的使用に適さないことを理由に、また新鮮な中絶胎児を得ることを妨げる現行法「死体解剖保存法」の存在を理由に、議論しなかった〔第八回ヒト胚小委員会議事録（一九九九年十一月三十日）〕。小委員会の議論は、実用主義と法実証主義を色濃く反映したものであったといえる。

(4)　クローン個体の産生が禁じられる一方で、なぜ胚の科学的使用が許されるのか。第二の報告書は、「ヒト胚性幹細胞を扱う研究は、その樹立の過程でヒト胚という生命の萌芽を扱うという倫理的な問題があるものの、ヒト胚自体は法的な権利主体とまでは言えないことや、ヒト胚性幹細胞それ自体は個体の産生につながることはなく、その樹立および使用に際して重大な弊害が生じるとは言えないことから、罰則を伴った法律による規制が不可欠なものではない」としている（「ヒト胚性幹細胞を中心としたヒト胚研究に関する基本的考え方」第三章二）。「重大な弊害」とは、最初の報告書によれば、人間の尊厳の侵害である。しかしこれは、われわれが自由に処分できる「ヒトの生命の萌芽」をなぜ作成してはならないか、という問いに答えるものではない。第二の報告書は人間の尊厳に全く言及していない。しかしこの報告書が、最初の報告書によって受け入れられた――受精の時から適用されるべきである――人間の尊厳を、ヒト胚に対しては認めようとしていないことは疑い得ない。最初の報告書と第二の報告書の間には明らかな矛盾がある。

第三のヒトゲノムに関する報告書は、ヒト胚の科学研究目的の使用を合法化し得るような日本固有の人間の尊厳の定義を導入することによって、この矛盾を解消することを試みているように見える。まず、この報告書は人間の尊厳の概念を二つに分類している。一つは、最初の報告書で採用された、未出生者を含むどの人にも適用される国際的な定義である。これは、「人間の尊厳」と表記される（「ヒトゲノム研究に関する基本原則」解説第一章二）。もう一つは、出生した者――この報告書に言う「法的権利主体たる個人や集団」――に適用される日本固有の概念である。これは、「人の尊厳」と表記される。しかし「人間」という語は、一般的には「人」と同義である。この報告書によって導入された「人の尊厳」という表現は、混乱を招く欺瞞的なもののように思われる。問題は、この報告書が、この固有の定義がゲノム研究の領域だけでなく、他の生命科学研究の領域にも適用されることが望ましいとしている点である（同解説序二）。二番目の報告書とは異なり、この報告書は「刑法の保護の対象」に言及しておらず、「法的権利主体」のみを尊厳の主体として設定しているように見える。ここでは、初期胚だけでなくすべての胚が除外されることになる。

報告書はさらに、科学研究の自由を不可侵の人権、すなわち精神的自由に関する規定の基礎法ともいうべき地位を占め、人の内心領域における自由を絶対的に保障する「思想および良心の自由」（一九条）に高めるまでに強調している（同解説第三章二〇）。しかし科学研究の自由は通常、「学問の自由」（憲法二三条）に属すると解されるべきである。学問の自由は内心領域にとどまる限り、思想および良心の自由の場合と同様、その保障は絶対であるが、研究活動の遂行に当たっては、当然、一定の制約に服さなければならない。[10] 報告書は、「科学研究の自由」に「思想および良心の自由」――行動の絶対的な自由を決して含意しない――の地位を付与することで、科学者に彼の望む研究を恣に実施する自由までをも不当に与えようとしているように見える。科学研究の自由の宣言で始まるこの報告書は、冒頭で人間の尊厳の尊重に言及しているが、それが人間の尊厳よりも科学研究を優先していることは明らかである。その実質的な関心事はただ、法的権利主体である「個人や集団の尊厳および人権」を侵害する恐れのある、個人の遺伝的性質による差別の禁止にとどまる。すなわち、報告書は人の尊厳の尊重を宣言しているが、その射程は極めて狭い。審議の過程においても、生殖細胞の遺伝子操作はそれ自体、人間の尊厳を侵害し得るか、という焦眉の――しかしヒトゲノム研究を制限する可能性のある――問題は、まったく議論されなかった。

3　ヒト胚の法的地位と尊厳

(1)　第二の報告書の表現を見る限り、初期胚の科学的利用が許されるのは単に、それが民法上の権利主体でも刑法の保護の対象でもないという理由にのみ依拠しているように見える。しかし、初期胚が刑法の保護の対象でないという点については議論の余地があるように思われる。そこで、以下ではまず、この点について考えてみたいと思う。

現行刑法は堕胎について規定している。自己堕胎は一年以下の懲役（二一二条）、妊娠中の女子の嘱託または承諾に基づいて堕胎させた者は二年以下の懲役、よって女子を死傷させた場合は三月以上五年以下の懲役（二一三条）、医師、助産婦、薬剤師等が嘱託または承諾に基づいて堕胎させた場合は三月以上五年以下の懲役、よって女子を死傷させた場合は六月以上七年以下の懲役（二一四条）、嘱託または承諾を得ずに堕胎させた者は六月以上七年以下の懲役（二一五条）にそれぞれ処せられる。二一五条の罪は未遂も処罰される。また、同条の罪を犯し、よって女子を死傷させた場合は、傷害罪と比較して重い刑罰に処せられる（二一六条）。これらの規定を通して、刑法が胎児を刑法の保護下に置いていることは明らかである。

しかしこれとは別に、「母性の生命健康を保護することを目的」とした特別法「母体保護法」があり、妊婦の同意に基づく二十二週までの堕胎を事実上合法化している。一四条は以下のように定める。

「医師会の指定する医師は、次の各号の一に該当する者に対して、本人及び配偶者の意を得て、人工妊娠中絶を行うことができる。

一、妊娠の継続又は分娩が身体的又は経済的理由により母体の健康を著しく害するおそれのあるもの」。

これと同じ条文を持つ、母体保護法の前身である「優生保護法」が施行された一九四八年以来、ほとんどの堕胎は本条を緩やかに適用することで合法的に行われてきた。加えて、上述の通り、日本産科婦人科学会による自主規制の他は、生殖技術について何らの規制も行われてこなかった。したがって、極めて稀な例外を除いて、二十二週までの堕胎は訴追されない。このようにして、現実には五十年以上もの間、堕胎は母親の自由意志に委ねられてきたのであり、胎児の生命はあたかも母親の財産であるかのように考えられてきたのである。しかしここで注意されるべきなのは、このような実務とは別に、原則として、堕胎はなお違法にとどまっていることである。母体保護法はいわゆる胎児条項を持たず、学説には争いがあるが、減数出産が堕胎罪を構成する可能性もなお否定し得ない。

他方、工場排水によって胎児が胎内で胎児性水俣病に罹患し、出生後死亡した事例につき、最高裁判所が解釈によって、胎児に対する過失致死の処罰規定を持たない刑法の欠陥を補った例を見ることができる[11]。もちろん日本でも疑いなく、刑罰規定の不備は立法によって解決されるべきであり、裁判所は法規の解釈を装って画された限界を超えるべきでない。しかし、立法にあまりにも多大な時間がかかる状況を考慮して、最高裁判所はしばしば精巧な解釈によって法律の欠缺を補ってきたのであり、それが立法を促してきたことも事実である。それゆえ、この事件に係属した三つの裁判所は、いずれも、胎内の胎児に致死的な疾病をもたらした者は、業務上過失致死罪（二一一条）で処罰されるべきことを一致して認めたが、採用された理由はそれぞれ異なっていた。第一審の採用した理由は、胎児には既に人の機能の萌芽が見られる、というものであった[12]。第二審は、胎児は母体の一部であるから、胎内の胎児に病変を生じさせることは母親に対する傷害に他ならない、という理由によった[13]。最高裁判所は符合の理論を援用して以下のように述べた。「胎児に病変を生じさせることは、人である母体の一部に対するものとして、人に病変を発生させることにほかならない。……胎児が出生して人となった後、右病変に起因して死亡するに至った場合は、結局、人に病変を発生させて人に死の結果をもたらしたことに帰するから、同罪が成立するものと解するのが相当である」。この判決をめぐって学者の間では活発な議論が起こり、なかには、いずれの解釈も罪刑法定主義に反する不当なものであるとして批判するものも見られたが、その見解も立法による根本的な解決を支持しており、新たに出現したこのような重大な侵害に対して、胎児を法的に保護すべき必要があることにまで反対する見解は見られなかった。

ここで、母体から完全に露出した者を法律上の主体と見なす民法上の一般的な理解とは異なり、最高裁判所も刑法の通説も、母体から体の一部が露出した時点で、既に出生した者として保護すべきであるとして来たことにも触れておくべきであろう。これは、その時点で既に母親とは独立に攻撃することが可能である、という理由による。[14] このように刑法上は、「攻撃可能性」という要素が重大な意義を持つのである。

それゆえ、このような立場によるなら、報告書とは反対に、初期胚は、法的保護の対象となりうるとも考えられる。すでに十五年以上も前から、初期胚を侵害する機会を増してきた生殖技術の発展を考慮に入れて、母体外の初期胚を破壊する行為は器物損壊罪（刑法二六一条）を構成すると主張する学説もある。[15] この見解は、胎児の生命は着床の瞬間に始まるという、法律学者の間でとくに議論されることなく慣習的に受け入れられてきた自然科学上の知見に基づいていた。今日、われわれが胎児の生命は受精の瞬間に始まるという自然科学上の知識を認める限り――そしてそれは、第二小委員会の予想に反して、既にかなり多くの日本人によって認められているのであるが〔第八回生命倫理委員会議事録（二〇〇〇年三月十三日）、第十四回ヒト胚小委員会議事録（二〇〇〇年三月六日）参照〕――、われわれはもはや初期胚を単なる財物と見なすことも、右の見解を支持することもできない。とはいえ、奇妙なことに、実は初期胚の破壊は堕胎罪と同等の重みを持つことを、まさにこの見解の主唱者自身が他方で認めているのである。

そこで、もしこの自然科学上の事実を前提とするなら、初期胚の破壊に対しては、むしろ堕胎罪を適用する可能性が探られるべきであるように思われる。私見では、生殖の目的で体外で受精卵を作成した者は、母親も医師もその胚を誕生させるために適切な措置を講ずる義務を負うと考えられる。なぜなら、現在の医療実務によると、母体から卵子を取り出し体外で受精させることは、研究のためには許されておらず、生殖のためにしか為し得ないからである。それゆえ、体外受精卵は原則として、そこで成長し、やがて誕生するために母胎内に戻されるべき存在であるから、その義務を負う者がこれを不当に怠る時は、不作為による堕胎罪の成立を認める余地があると思われる。

以上から、第二の報告書がヒト胚の科学的利用を合法化するために唯一の拠りどころとした「ヒト胚は刑法上の保護の対象ではない」という命題は、実はそれ自体において疑わしいと言わなければならない。

(2)　第二小委員会の議事録からは、言葉の意味を相対化する、最近の気がかりな傾向も看取される。上述の通り、第二小委員会はまさにES細胞の研究を推進する目的で設置されたために、人の生命が受精の時に始まるという、致命的な事実に触れる議論を避けた。小委員会の議事録からは、この事実を受け入れれば、ヘルシンキ宣言に従ってES細胞の研究を断念しなければならないことを各委員が正しく認識していたことを読み取ることができる。しかし、まったく別の考え方も提示された。それは、たとえこの事実を受け入れたとしても、ヒト胚の人間としての道徳的地位を否定することはなお可能である、という見解である〔第十四回ヒト胚小委員会議事録（二〇〇〇年三月六日）、第十一回生命倫理委員会議事録（二〇〇〇年十二月二十一日）〕。これは、一九九七年に施行された臓器移植法において試みられた、概念の相対化による解決を想起させる。すなわち、臓器移植法の施行まで、脳死が人の死かどうかをめぐって非常に白熱した議論が十五年余も続いていた。議論が紛糾した最大の原因は、私見では、既に世界医師会のシドニー宣言（一九六八年）にはっきり示されていた臨床上の脳死概念が、まったくと言ってよいほど日本では知られていなかった点にある。法律は最終的に、妥協による解決を行った。脳死概念を縮限して、臓器の提供者となる予定の者についてだけ脳死を人の死の時点であると認めたのである（第六条）。この結果、臨床上の脳死概念が最後まで認知されないまま、これとは別の意味を盛られた、法律上の脳死概念が創造されるに至った――すなわち、脳死概念が相対化されたのである[16]。

しかし、もし仮に脳死が人の生命の終わりではないなら、医倫理に従って、脳死者からの臓器移植を進めるべきではなかったのである。概念の相対化によってこれを強行すれば、医倫理によって規制された医療専門職の良心は侵害され、臨床実務は著しく損なわれるだろう。実際にこの新しい臓器移植法によって少なからぬ混乱が臨床現場に生じたのである。同様に、もし人の生命が受精の瞬間に始まるなら、ＥＳ細胞の研究を進めるべきではない。人の生命が受精時に始まることを一方で認めながら、他方で初期胚を「人の生命の萌芽」と名付けることによって――すなわち人の生命の意味を相対化することによって――初期胚から人としての道徳的地位を剥奪することは、明らかな虚偽であり不正である。われわれは言葉に新しい意味を付け加えることはできても、現実をもう一つ創り出すことはできない。事実は常に一つである。上述のような概念の相対化はそれを覆い隠し、事実を歪曲するものである。

(3)　最後に、第三の報告書によって導入された、人間の尊厳の新たな概念は、真の人間の尊厳の定義を矮小化するばかりでなく、完全に否定するものであると思われる。なぜなら、上述の通り、新しい定義は「法的権利主体」だけの尊厳を意味し、未出生者から最も根本的な人権である生存権を奪う一方で、研究者に対しては、「最重要な人権」の名の下に彼らの望むいかなる研究をも行う権利を保証するからである。それは、どの人についても同じ「人間としての価値」を認める本来の人間の尊厳の概念からはほど遠いものである。しかも、新しい尊厳概念の中心的な要素は、「個人のアイデンティティと唯一性」を示す個人の遺伝的特徴であると考えられている。「個人の尊重」は憲法の要請であり（一三条、一四条）、各人の個性は尊重されるべきである。しかし、人は個であるがゆえに尊いわけではない[17]。そしてまた、遺伝的特徴に最高の価値を置くことは――報告書の目指すところとは反対に――、遺伝的性質に基づく差別を必然的に導くであろう。報告書が描き出すのは、ゲノムを唯一の自己のアイデンティティとする世界で、遺伝的強者が遺伝的弱者や未出生者よりも多くの権利を持ち、法の代わりに実力が支配する世界である。

4　むすびにかえて

しかし、以上のような批判すべき状況のうちにも、より進歩的な「法の支配」の兆しをも見出すことができるように思われる。これらの報告書は実に、国際的な人間の尊厳の定義そのものにはっきり言及し、それ以上に、そのような尊厳概念に基づいてクローン個体の産生を禁じた世界初の単独法が現実に施行された。何よりもこの法律が、受精卵が単なる財物以上のものであり、人間の尊厳に値することを証明している。この法律の維持を望むなら、われわれは人間の尊厳の普遍的な定義の適用領域をも拡張すべきである。すなわち、それはクローンの産生のみに制限されるべきではなく、ヒト胚を使用するいかなる研究にも適用されるべきである。日本固有の「人の尊厳」に基づいた基本原則は、それが生命科学研究一般に適用される望みを示しているが、この「人の尊厳」は普遍的な「人間の尊厳」と同じ広さを持たなければならない。

注

（1）米本昌平「ヒトゲノム基本原則の意義と問題点」（『ジュリスト』一一九三、二〇〇一年）四三―八頁参照。
（2）『朝日新聞』一九九八年六月十四日付記事。
（3）『朝日新聞』二〇〇一年五月十九日付記事。
（4）厚生科学審議会「生殖補助医療技術に関する専門委員会」の最終報告書（二〇〇〇年十二月二十六日）は代理母を禁止する一方、夫婦以外の精子、卵子、受精卵の使用を認める。
（5）この点についての批判として、橳島次郎「人クローン禁止立法提言の問題点」（『科学』七〇・一二、二〇〇〇年）巻頭言。
（6）拙稿「出生前の人の尊厳と生きる権利」（『人間の尊厳と現代法理論』ホセ・ヨンパルト教授古稀祝賀、三島淑臣・稲垣良典・初宿正典編、成文堂、二〇〇一年）一一一頁以下参照。
（7）この報告書後に公表された「生殖補助医療技術に関する専門委員会」最終報告書（前掲注（4））は、新たに受精卵の贈与を認める判断を示した。これは、将来の余剰胚使用のための基礎を後から築こうとしたもののようにも見える。
（8）Cf. Angelo Serra, The Human Embryo: A 〈Disposable Mass of Cells〉 or A 〈Human Being〉? in: Medicina e Morale 5. 2001. 邦訳として、アンジェロ・セラ「ヒト胚・処分可能な『細胞の塊』か、『ヒト』か?」（拙訳『理想』六六八、二〇〇二年）に掲載予定。

(9) ヒト胚小委員会《第二期》は二〇〇〇年十一月二十九日に開始された。
(10) 佐藤幸治『憲法〔第三版〕』(青林書院、一九九七年)四八四頁以下等参照。
(11) 最決昭和六十三年二月二十九日刑集四二巻三一四頁(熊本水俣病事件決定)。
(12) 熊本地判昭和五十四年三月二十二日刑裁月報一一巻一六五頁。
(13) 福岡高判昭和五十七年九月六日高刑集三五巻八五頁。
(14) 大判大正八年十二月十三日刑録二五輯一三六七頁。
(15) 石原明「体外受精の法的視点と課題」(『ジュリスト』八〇七、一九八七年)三〇—六頁、同「第一章・生殖医療技術を考える」(『医療と法と生命倫理』、日本評論社、一九九八年)一頁以下参照。
(16) 拙稿「臨床的脳死概念と法的脳死概念との不一致」(『臨床死生学』五・一、二〇〇〇年)二七—三二頁参照。
(17) ホセ・ヨンパルト「Ⅱ②『人間の尊厳』と『個人の尊重』」(『法の世界と人間』成文堂、二〇〇〇年)一四九頁以下参照。

＊本稿は、平成十三年度日本学術振興会特定国派遣研究(短期)の援助をいただき、ローマ聖心大学医学部アンジェロ・セラ名誉教授と共同で行った研究成果の一部である。

秋葉悦子

第6章　胚研究における人間概念

1　焦眉の課題としての人間概念の確立

近年、生物医学の急速な発展に伴って、科学技術による人体への侵襲は臓器や組織、体細胞にとどまらず、胎児や胚、受精卵、生殖細胞系（Keimbahn）にまで及ぼうとしている。とくに出生前診断に伴う中絶や胚滅失（verbringen消費）を伴うES細胞作成などは、複雑な問題を孕んでいる。すなわち、同じ行為であっても出生児に対してなら殺人という最悪の事態なのに、受精卵や胚、胎児などヒトの未出生生命に対してなら許されるばかりか奨励される場合すらある、という問題である。一体、親には、未出生生命に対してその出生後の、つまり権利主体となったときの、親の経済的事情の推定に基づいて、その生死を決定するなどという権利があるのであろうか。また研究者には、研究の自由の名の下に未出生生命の破壊を権利として行い、場合によってはそのための公的な研究資金を要求できるのであろうか。これらの問題について、政治的妥協にではなく倫理に裏付けられた解決を図るには、ヒトの未出生生命に関連して、権利主体ないしは特別な保護対象たるべき人間の概念を明確にしなければならない。

実際、既に一九九〇年代初頭にEU諸国では、ヒト胚の法的地位を数年間の議論を踏まえて明確にし、基本的な研究枠組みを整備してきている。すなわち、国内の全員に加入義務のある医師会や学会、各国政府において、そしてＥＵ自身において共通の認識と政策に向けて議論が煮詰められ、ヒト胚に関連して人間概念をそれぞれの見地から明確にした法律が成立している。もちろん、ＥＵの「人権と生物医学に関する協定」は、少数の国々によってしか批准されていない。しかし、それは各国が無方針だからなのではなく、むしろ既に各国が独自のヒト胚認識に基づいて法令を整備しているからである。(1)つまり、胚研究の自由に対して保護されるべき人間概念の成立を受精時に置くべきか、生物学的個体性が明確になる受精後二週間以降に置くべきかなどについて、各国独自の判断を法的に確立しているのである。その上で、共通規制を追求したのがＥＵ協定なのである。

その後、一九九六年にイギリスの研究者が体細胞クローン羊ドリーの産出に成功したのを受けて、アメリカなどの研究者がヒト・クローン産出を目ざすことを公言するなど、倫理的にさらに深刻な事態にまで進んでしまった。また、一九九八年にはアメリカにおいて、ヒトのすべての組織や臓器に分化するヒト胚性幹細胞（ＥＳ細胞）が樹立された。これまた、その樹立にはヒト胚の滅失を伴うという点で倫理的に重大な問題を抱え、そのアメリカでさえ予算法において連邦研究資金交付を禁じられている研究であった。他方で、ＥＵ各国は約十年前に制定した法律に基づいて新たな事態に対処しつつ、その法律の必要な見直しに十分な時間をかけるだけの余裕がうかがえる。(2)

他方、わが国では最近まで日本産科婦人科学会などの会告による自主規制に任せられてきたが、それを公然と無視してまで性選択出産を行う多数の医師のグループや、卵提供による体外受精を行ってマスコミにアピールする医師も出現したのであった。二〇〇〇年末まで旧科学技術庁が主幹であった旧科学技術会議生命倫理委員会や旧厚生省、旧文部省など政府各省は、次々に関連小委員会を設置し、次々に個々の問題の応急処置的な研究規制通達を出すことになった。そしてやっと同年十一月の国会で関連法律は限定されたヒト・クローン技術規制法としてのみ制定され、二〇〇一年六月にそれに基づく「特定胚の取り扱いに関する指針案」が提出されてきているのである(3)。

ところが、ヒト胚一般の人間学的地位や倫理的位置づけという本題の議論は次の段階の問題として位置づけられながらいまだに始まっていない。次々に出てくる生物医学の新たな研究成果に対して、本題の議論抜きに応急処置的な対策に追われているのである。一刻も早く、このヒト胚の倫理的位置づけを明確にする公的な議論が組織されなくてはならないであろう。

本稿では、まず胚研究においてなされる医学的侵襲によって胚にどのような事態がもたらされるかということを明示する。次に、そうした事態に対処するために受精卵から新生児に至るどの段階からどのような理由でどの程度、倫理的に人間として認めるべきであると主張されているか、様々な見解を検討する。そして最後に、受精から出生に至る生命が、生物、精神、社会という人間の諸側面からすれば、研究に際してどのように保護されるべきかということを考察したい。

2　医学的侵襲による胚の地位限定

胚研究は、既に畜産研究においてなされているように、極めてラディカルな生命操作を含んでいる。そもそも畜産においては、人間にとって有用な品種改良は当然であり、飼育動物であるがゆえに人間はもちろん野生の動物に対するよりもいっそう人為的な生殖操作が許される、という優生学的視点が社会通念である。そのため、胚作成から出産に至るまで、いかなる失敗をものともせず、まったくの試行錯誤を含む多種多様な実験研究がなされてきた。その場合、失敗とはまさに流産、死産、奇形である。その典型が、約三〇〇例の失敗の上に達成された体細胞クローン羊ドリー一頭の出産である。日本では受精卵由来の割球核を移植するクローン牛の作成・出産が進み、作出効率が向上したとされるが、約一〇％である(4)。まして体細胞クローン牛の方はといえば、着床以前に死滅したり、着床しても胎盤が剥離したり、その他の原因で流産したりする上に、たとえ出生しても成牛に生育せずに死亡したりする例が異常に多い。

それでも、体細胞クローン家畜産出の実験研究が続けられている。それは生命倫理において一応の諸原理とされる四原理から研究評価をしたとしても、その適用は限定されるし、量的な比較にとどまるからである(5)。すなわち、反省能力のない動物に対して自律尊重原理は無意味であるし、実験用の飼育動物に対しては無危害原理の適用を多少緩めても容認し得るからである。その上、恩恵原理ではそもそも人間にとってどれほど有益な医療効果が得られる研究か（メリット：デメリット）、そして医療が同一目的ならどの方法が費用のわりに医療効果が最大にできるのか（費用：効果 Cost-Effectiveness）、また医療目的が複数ある場合にはどの目的に費用を重点配分などすれば医療費削減などを最大にできるか（費用：便益 Cost-Benefit）という規準で、当該研究を比較評価すれば済む。さらに負担の公平などをもたらすべき公正原理などは、家畜や実験動物間では問題になり得ないのである。

これに対して、問題は第一に、家畜などに対して既に行われてきた実験研究であっても、人間についてはどのような理由でどこまで許されるかということである。この場合には、かけがえのない存在が研究対象であるがゆえに、何よりも無危害原理に基づいて慎重に当該研究を評価しなければならない。それも、遺伝子そのものを操作するのであるから直接的な危害が問題なだけではなく、後続世代への影響まで考慮しなければならない。また、胚に対する遺伝子操作によって、特定目的による子供の出産を可能にする研究の場合、生まれた子が成長し自意識を持つに至ったときにそのアイデンティティを危機に陥れたり、自己決定能力の行使を狭く拘束することにならないように、自律尊重原理を考慮しなければならないケースもあろう。

第二に、さらに問題なのは、動物と人間との両方の胚や細胞や核を様々な形で結合したり、混合したり、融合したり、移植したりして作成する胚の研究である。もちろん、最終的目標として拒否反応のない移植用の組織や臓器を動物につくらせたり、薬品となる物質を動物の母乳等として分泌させたりすることを目ざす基礎研究は、人間の医療にとって非常に有益である。しかし、これはヒト胚か動物胚か曖昧な生命の作成や研究であって、研究のメリット・デメリット比較以前に、そもそもそうした生命を作成してよいかどうかについて、明らかにしなければならない。

そのためにまずここでは、仮に以上の二種類の研究が容認された場合、胚はどのような地位を与えられ、あるいはどのような地位に貶められることになるか、という点を確認しておきたい。すなわち、人間の倫理的規定がどのように扱われるかということである。とはいえ、人間といってもここではまだヒト胚であるので、自由意志、規範意識、反省能力など行為の責任主体を構成する諸契機は問題にはなり得ない。ただ客観的な尊厳性を基礎づける倫理規定として、物件に対する人格性、単なる手段に対する目的自体、相対的価値に対する絶対的価値が、胚の地位を規定する際に問題となるのである。

最初に、こうした視点から既になされてきた動物胚研究の人間への応用の場合を見てみよう。

二細胞期などに卵分割してクローン胚（ヒト胚分割胚）を作成し胎内移植してよいか

これは、優良な家畜を量産するために行われてきた技術の人間への転用であるが、問題はないだろうか。この胚の作成は、ヒト・クローン技術規制法（二〇〇〇年）で禁止されていないが、特定胚取り扱い指針案（二〇〇一年）では容認されていない[6]。

ヒト胚分割胚の作成は、自然の成り行きでは一人の人間になるべき胚から同一遺伝子の人間を人為的に複数化するものである。その目的は、親の年齢から早く二人の子が欲しいとか、そもそも双子が欲しいとか、様々であろう。それ自体は子供の人生を手段化するとはいえない。販売用に良質の肉牛などを増やしたいというのではなく、自分の子を単に多くしたいだけである。

さらには、将来どちらかが別々の生活で事故や病気のために臓器移植が必要になった場合、拒否反応のない臓器移植を互いに補え合えるということまで狙って双子にすることも考えられよう。こうしたことは、既に生体腎移植や生体肝移植で行われており、判断能力がついてから自発的に同意した臓器提供なら問題はないであろう。他人を自分の部品提供者として手段化する問題がないわけではないが、臓器の商品化という一方的な手段化とは異なっている。つまり、この場合、前提とされる相互性によって双子の互いの人格的主体性は回復されているともいえるのである。

そこで、残る問題は本人の自発的意志が出現する遙か以前の初期胚の時期に、他の人間が個人的な価値観から、自然な状態では一つであった胚を複数化し双生児などにするような権利を持っているのか、ということである。この場合、特定の価値観によって出生児の存在を制約するといっても、そうした権利が胚を物件化するとまではいえない。減胎手術とは違って、自分の所有物に対するように一部の胚を殺して生まれることを否定するわけではない。また優生学的な考えから自分好みの遺伝的特性の子をつくるために分割したり、壊したりするわけでもないのである。

つまり、初期胚の分割による双子などの産生それ自体には、胚の地位や生まれてくる子の地位を脅かすようなことはない。指針で容認されていないのは、この胚の作成が研究上「重要な成果を産み出す[7]」ことを期待できない一方、双子等の産生がそれほど切実な動機によるものでないという認識によるものであろう。もちろん、優生思想から特定の遺伝的特性を持った子供を多数産出させようとする場合は別である。

研究利用のために体外受精で人間の胚を作成してもよいか

ここで作成される胚は、仮に出生すれば人権の主体となるはずであるのに、出生前に実験操作の対象となって死滅させられるのであるから、人為的に客体にとどめられることになる。たとえばＥＳ細胞を作成する研究では、内部細胞塊を取り出すことによって個体としては死滅させる。その場合、ＥＳ細胞作成に伴う胚の滅失は、たとえば人体の一部を有益な実験材料とする目的で取り出して人間個体を殺してしまうかつての戦時犯罪とどこが違うのか、という問題に行き着かざるを得ない。

これに対して、胚滅失を伴う研究のために胚作成をしても正当化されるというなら、そこにはどのような論理が働いているのであろうか。その際、胚は体細胞の集合とは違って個体に生育する全体的存在でありながら、そこから一部を取り出す研究のために全体性を破壊してよいということである。この主張の後半からすれば、前半にいう全体的存在として潜在的に人間であるという特別な意義は、ほとんど意味がないということになる。そして、全体存在としての意義がないというなら、胚は人間にとって体細胞同様の存在であることになる。つまり、胚は母体から分離されてそれ自身として単独に存在するなら、体から切り離されて培養されている体細胞同様に部分の集合でしかない。胚滅失を伴う研究目的の胚作成においては、胚は母親の身体の一部である限り物件ではないが、母体を離れた胚は物件でしかないということになるのである。

他方、研究目的の胚作成は、各配偶子提供者からその可能性について承認を得て提供を受けるのだとすれば、各提供者に容易には同意し難い複雑な倫理的抵抗感を引き起こす。いずれの配偶子も胚に対してまだ部分的な存在であるが、その胚は各提供者の遺伝的な資質を引き継ぎながら、他者の遺伝的特性も併せ持って個体に発展し得る全体存在である。提供者にとってみれば、自らに帰属する生物学的個性が自らの意思抜きで見知らぬ他者の個性と結合され、独自の自立存在に発展する能力を獲得する。そうでありながら、研究における侵襲によってその生命を奪われるのである。その承諾は、自らに由来する一つの人間的な生命体を翻弄することを許すのである。それを許す場合の自己了解は、自分たちはいわば組み立て業者にそれぞれ自分の所有する部品を納品するに過ぎず、その業者がそれらの部品を適当に選んで中間製品を組み立てさせ、また分解するに過ぎない、ということであろう。つまり、配偶子も胚も物件視されるわけである。しかし、その「完成品」は人間なのである。

人間の体細胞クローン胚を作成したり、胎内移植をしたりしてよいか

体細胞クローン胚からES細胞を作成して再生医療に利用できるようになれば、それは人類にとって大きな恩恵であろう。ただし、それは両性の生殖細胞由来ではないのに一人の人間になり得るという、自然には存在しない特殊胚ないし擬似胚を作成し、しかも破壊し、一方的にその体細胞主の治療のための手段として扱うということである。そのこと自体の是非はともかく、この胚もやはり部品扱いされているわけである。

他方、出生させられた場合、そのクローン人間はミトコンドリアについては違うにしても元の人間と同じ遺伝的特徴を人為的に与えられたのであり、一方の遺伝情報はそのまま他方の情報であり、保険その他に流用できる。そして、ひどく遅れて生まれた一卵性双生児として成長を比較され注目されるわけである。もちろん、一方を殺して他方のために臓器などを利用でもしない限り、物件扱いとまではいえない。とはいえ、他に考えられる動機といっても、失った愛児などをクローン化したり、独身者が自己の遺伝子を継ぐ子を得ようとしたりすることなどであろう。そうした動機から見れば、クローン人間はそれを出生させた者が元の人物（自分を含む）について何らかの利己的な満足を得るための手段でしかない。これは、胚の手段化にとどまらず、人間そのものの手段化にまでなっている。ここではクローン人間は、封建的な相続観から男児出産が求められるのと同様に、親ないしクローン人間産出希望者の価値観を実現する手段として出生し成長することが求められているのである。クローン人間は、その産出希望者によって生きる意味を与えられ束縛された存在である。それが問題なのは、封建的な相続観によって生きる意味を与えられ束縛されるのが問題なのと同じである。ただし、彼が生きるのは封建社会ではないのであるから、社会的

には自立志向を強める可能性は大きく開かれているといえよう。

他方、畜産研究では存在しない、人間の胚研究独自の侵襲から規定される胚の地位は以下のようになろう。

不妊など生殖医療のために作成した「余剰胚」を研究に転用してよいか

畜産研究ではこのような「余剰胚」概念はあまり意味がない。当然、親動物に胚の所有権などないのであるから、畜産業者は良い遺伝的特性を持つ受精卵をむしろ多数作成して多数の代理母に出産させようとする。他方で、家畜研究では、研究ための胚作成をしても倫理的に重大な問題はないのであるから、わざわざ胚が余剰になるのを待つ必要もない。

ところが人間に関しては、不妊治療において成功した時に卵や胚の余剰が生ずる。それは親には不要であり廃棄が望まれる。そこで、いずれにせよ廃棄されるものなら有効に研究利用して廃棄すればよい、という主張がなされるわけである[8]。しかし、いずれにせよ即刻死んでよい死刑囚なら有用な人体実験をしてから死なせてもよい、とは主張できない。人間として生きている限り、責任主体として罰を受けることがあっても、むしろそれゆえにこそ尊厳ある存在であり手段しされてはならないからである。したがって、余剰胚の研究利用の主張はそれが廃棄されるべき運命にあるがゆえにではなく、尊厳ある人間ではないがゆえになされ得るのだ、ということでなくてはならないのである。つまり、余剰胚の研究利用においては、胚には尊厳性が認められないということである。換言すれば、「研究に利用し、滅失する行為」が「極めて慎重に行う」にせよ「許容され得る」のは、「ヒト胚は人の生命の萌芽として倫理的に尊重されるべきである」としながら「どの程度の保護を与えるかについては、個々人の生命観により様々な考え方があり得る」とヒト胚尊重を相対化してしまうことによってである。[9]余剰胚には、その研究利用において絶対的な価値が認められないのである。

特定胚指針案で許容されるヒト胚核移植胚、ヒト性融合胚、動物性集合胚の作成などどうか[10]

これらは将来的には個体産生を射程に置いた当面の基礎研究として作成が認められようとしている。ヒト胚核移植胚はヒト胚とヒト未受精卵から、ヒト性融合胚は基本的にヒト細胞核などと動物の除核未受精卵から、動物性集合胚は基本的にヒト細胞と動物胚から作成される。前二者は、ミトコンドリアなど細胞質由来の遺伝病を予防する基礎研究などのためであり、最後のものは動物が人間の免疫拒否のない移植用臓器を持って生まれるようにさせる基礎研究のためである。これは、キメラ個体となるのであって、その胚はヒトと動物との種にまたがる存在であり、種としてのアイデンティティが問われることになる。とはいえ、移植用臓器を持った動物の産生は乳牛や肉牛の産生と本質的に変わることはなく、逆に移植を受けてもその臓器はヒトの遺伝子によるものであるからアイデンティティを損なうことはない。それゆえ、確かにこれらは「重要な成果を産み出す研究」として期待されるものであるが、基礎研究においては個体産生に進まない以上、やはりヒト胚などの滅失を伴わざるを得ない。そこで滅失され消費される胚はやはり手段として扱われていることになる。

以上のように、胚研究がすべて胚の滅失・消費を伴うという点でその手段扱いは徹底しており、そこでは胚は研究上の相対的価値を持つ物件でしかない。とはいえ、胚の作成、分割、融合・混合・結合などから個体産生に至るまでのそれぞれの研究において、胚の独自な扱いとそれに伴う胚の様々な地位限定がある。そこで、次に胚発生のどの段階において胚の滅失・消費の許されない尊厳性を認めるべきか、あるいは各段階においてどのような保護がなされるべきかというという点について、様々な見解を検討したい。

3　保護規範としての様々な人間概念

ヒト胚などに関連した人間概念については、様々な立場から既に多様な見解が出されている。それらの見解を検討するには、まず倫理的な視点からそれらの諸見解を検討しなければならない。というのは、新たに求められている人間概念は、第一義的には他人の侵害から保護するための倫理的な規範概念であって、人間に関する事実によって定義される存在概念にとどまるものではないからである。ただし、ここで問題になる人間とは胎児を含む広義の胚のことであるから責任を負うべき行為主体ではなく、ただその妥当な保護請求資格のみが問題になる段階の人命である。

生物学的・心理学的には、受精に始まって幼児が自己意識を獲得するに至るまで、いくつもの段階を画す発達の事実が認められている。当の規範概念といえども、そうした事実と無関係ではあり得ない。しかし、どの時点のどのような事実をもって、他人に対してどのような保護義務を課す人間概念とすべきかということは、それらの事実から直接には出てこない。

そもそも、人間生命のどの段階であっても、他の動物と同様に生存を志向している。ところが、さらにその生存志向の自覚的な主張となると、出生後約二年を経た、いわゆる第一反抗期を待たなければならない。けれども、だからといって二歳未満児を人間としてでなく、同程度の能力を持つ動物としてのみ扱うことが許されるであろうか。それが問題である。つまり、それらの発達の事実の中で、何が破壊してはならないほどの生存価値を持つか、ということが明確にされなくてはならないのである。[11]

そこで諸説を見ると、以下のように人間固有の生存価値の所在に関する考え方自体が様々である。

第一の見解は、人間の尊厳性が既に「受精によって生じた接合子」、受精卵にあるとする。というのは、「受胎の瞬間から、受精卵の中にはその生命体が将来何になるのかというプログラムが組み込まれている」からであり、その遺伝プログラムこそ他人に対する遺伝的な個性だからだという。つまり、生物学的な個性（individuality）ないし「新しい個人の生物学上のアイデンティティ」はそれ自体既に尊厳ある「人格（person）」である、と見なされるのである。[12] そこで、各人の個性的な遺伝子が基本的に確定し、各個体となる実在的可能性を持つに至った受精卵は、既に「権利の主体」だとさえいわれる。[13] この考えによれば、受精卵以降の胚については、その尊厳性の基盤である遺伝的同一性を傷つけない観察研究の余地はあるにしても、遺伝的特性を変更するなどの研究は治療としてしか行えない。まして、移植用組織・臓器を可能にするES細胞の樹立のためであっても、胚を滅失することなどはその尊厳性を全面否定する極めて反道徳な不法行為である。そうした行為は、ドイツ胚保護法によれば三年以下の自由刑か罰金に値する犯罪である。

こうした見解に対して、人間の尊厳性は、第一に実際に個体性を備えなければ認められないという考えもある。なぜなら、受精卵はまだ未分化であって一卵性双生児となったり二つが融合して一つの個体となったりする可能性を残しているからである。[14] そのような可能性は、やっと受精後五～七日目の胚盤胞以降になって失われる。さらに、多分化能を持つ幹細胞など「未分化組織の集合体」でしかない過渡的な状態を経由して受精後十四日目以降になって、胚は具体的な諸組織や臓器に分化しはじめる。[15] すなわち、外胚葉が表皮系・神経系へ、内胚葉が消化系へ、そして原始線条が出現して中胚葉は脊柱を含む骨格系・筋肉系・循環系へと形成を進めてゆくのである。しかも、その中には分化した諸組織を人間個体として統合する神経系組織も含まれ形成されはじめるのであるから、まさに個性的な遺伝子特性を持った一つの個体への道を歩み出すのである。こうして、この時期の胚が現実的個体として特別な保護対象とみなされるわけである。[16]

しかし、尊厳性は有機的生命体として分化を個体として統合する神経組織が出来はじめるだけでは不十分であって、その組織が現実に統合する活動があって初めて認められるべきだ、という見解も成り立つ。神経組織が自律的な生命活動に必要なだけ形成されたとしても、それはまだ諸組織・諸器官を個体として統合していることにはならない。神経活動が統合機能を実際に果たすことによって、諸組織・諸器官が個体存続のための相互連関のある活動をすることができるのである。それゆえ、保護されるべきは神経細胞形成後の九週目以降、ないしシナプス形成により自発的な神経活動の始まる妊娠十週目以降の胎児とすべきだというわけである。[17] あるいは、快苦を感じる能力としてはおそらく妊娠三カ月目以降であり、そこで初めて利害をもつ存在として「『内在的（intrinsic）』価値」を獲得するともいわれる。[18]

最後に問題になる時期は、現在の医学で胎児の母体外生存が可能になる妊娠二十二週目（一九九〇年、中絶に関する厚生事務次官通知）などである。

以上に共通な視点は、胚（ないし胎児）と出生児との、人間個体としての基本的な同一性を何に見出すかである。それを、遺伝特性とするなら受精が重要となり、有機的な組織性とするなら原始線条出現、受苦能力を含む自己制御性とするなら脳活動開始、自立的な生命体とするなら独立生存能力獲得となる[19]。いずれも出生した障碍のない人間の特徴や能力とはいえ、人間の生存価値の根拠とまではいえないという立場もある。すなわち、胚（胎外を含む）や胎児への母親の結びつきの感情そのもの（M. Warnock）とか、当該家族や当該共同体に共通な道徳感とかによって胚（や胎児）を人間視する、関係主義的な人間観もある[20]。次にそうした点を含めて人間の妥当な生存価値について考察したい。

4　生存価値の諸段階

生存価値について、個体次元で単純にその有無の線引きを行うのでなく、前記の議論を生存価値の段階区分の中に位置づけるという考え方がある。エンゲルハートは次のように区分している（Engelhardt, 145-147, 一九〇―四頁）。第一に、自己意識を持ち利害葛藤の平和的な解決を目指して交渉する能力を持つ自律的な人間は、権利と義務を担う「厳密な意味での人格（persons strictly）」である。第二に、痴呆老人や乳幼児、新生児などは何らかの相互行為能力のある人間であり、恩恵原理に基づいて厳密な人格からその実情に応じてそれぞれ権利の一部が認められる「社会的人格（social persons）」である。第三に、胎内の生命については、権利は認められず、体外生育可能な胎児は功利性の観点から「特別な保護」と、未来の人格を配慮した尊敬に満ちた取り扱いとが認められる。第四に、配偶子はそうした保護を支持する明確な理由のある場合に特別な保護が認められ、尊敬の念は必要ないという。つまり、自律的人格以外は恩恵原理から社会的・功利的な必要により当該生命の能力に即して便宜的に生存価値が認められるというのである。

たしかに、ここには単に個体の能力から直接に生存価値を導出する要素主義的発想だけではなく、社会関係をも考慮しようとする視点がある。この場合、保護義務は個体自身の資質や能力のうちにではなく、自分との特別な結びつきを感じる母親の感情の「人間的」な（Warnock, 247, 七八頁）あり方にこそ、あるいは「共感の網（a web of sympathies）」や「共感の絆」（Engelhardt, 115, 一四五頁）のうちに求められるべきだということになる。

前者の場合、たとえ有用な研究のためという功利主義的視点からであっても、そうした母親の感情を無視して卵子や胚を研究に利用することは彼女を単に手段として利用することになるので、「深く根ざした道徳感情」から許されない（Warnock, 247, 七九頁）。後者の場合、自律原理に従い平和な共存を確保するだけでなく、共感の体制をめざし、ペットや乳児、胎児を思いやる人格への「尊敬の義務」だけでなく、それら自身の苦痛を直接思いやる「恩恵の義務」が出てくる（Engelhardt, 114, 一四四頁）。さらには、共同体の福祉を最大限にする実質的協力のために、つまり共同体において思いやりや子育てを奨励したりする規則功利主義的な必要性から、責任能力のない人命にも権利を付与する「社会的意味における人格」（Engelhardt, 117, 一四八頁）を承認しなければならないのである。ただし、これは思いやり対象となる苦痛能力や何らかの相互作用がある人命に限られるため、胚などには当てはまらない（Engelhardt, 145f., 一九二頁）。

しかし、それ以上に問題なのは、そうした生存価値は恩恵の原理から功利主義的な配慮で与えられたものでしかないということであろう。それでは、胚の生存価値は当該共同体や関係者の恩恵に依存した不安定なものでしかないのである。むしろ、研究上の有用性ゆえに胚を滅失してよいかという無危害原理から、胚の生存価値が問題にされなくてはならない。挙証責任は、破壊者にあるのである。

これに対してドウォーキンは、胚などの生命は本人にとって重要な個人的（personal）価値に基づく生存の「権利や利益」を持っているのではなく、自然と人間の当該生命を形成するための投資努力に基づく「内在的（intrinsic）価値」を持つのだという（Dworkin, 69, 一一四頁）。つまり、生命の歴史性を顧慮する必要性を指摘しているのであるが、問題は生命の破壊がそうした努力を挫折（frustrate）させることであるがゆえに悪であるという点にある（Dworkin, 87f., 一四三頁）。それは自然と人間の歴史の壮大な徒労であり「悲劇」であって、単なる損失ではない（Dworkin, 87, 一四〇頁）。

この場合、胚の生存価値は、本人の主観的な利益の侵害にとどまるものでもなく、またその関係者の感情や社会的利益に依存するものでもなく、その生命を産み出し形成してきた自然と関係者と自己自身の客観的かつ主体的な歴史的営為に根拠を持つものとなるのである。それゆえ、胚研究は胚のこうした生存価値に対してどのような意味を持つかという視角から、むしろ正当化を求められなければならないことになるであろう。これは中絶問題とは状況が異なるのである。

注

（1）たとえば、その協定は、受精卵の実験利用を禁止するドイツにとっては緩すぎる（一九九〇年制定「胚保護法」など）。他方、それは受精後二週間までの実験利用や卵提供、そして実験目的での胚作成や代理母まで容認するイギリスにとっては厳し過ぎることになるのである（一九九〇年制定のヒト受精と胚研究に関する法律など）。

（2）二〇〇一年五月二日、ドイツでは胚保護法制定後のライフサイエンスの発展によって生じた諸問題について倫理的な境界線を明確にするため、連邦首相によって国家倫理評議会（nationaler Ethikrat）が各方面の教授二十五名で発足させられ、毎月、各方面の議論をまとめつつ討議を重ねる規定である（http://www.nationalerethikrat.de を参照）。

（3）一九九六年以来の関連する審議会について見ると、厚生省には一九九七年七月に「厚生科学審議会先端医療技術評価部会」が、一九九八年十月にその下部組織の「生殖補助医療技術に関する専門委員会」が、首相が議長を務める科学技術会議には一九九七年十月に「生命倫理委員会」が発足し、一九九八年二月にその下部組織の「クローン小委員会」が、一九九八年十一月にヒト胚性幹細胞の樹立の論文発表を受け、クローン小委員会の議論の中から急拠、「ヒト胚小委員会」が翌一九九九年二月に設置されることになった。しかし、両委員会で生命倫理委員会への最終報告の案が公表され、意見公募などがなされたのは、それぞれ一九九九年十一月および二〇〇〇年二月であった。そして、三月にはやっとヒト・クローン規制法案の概要が科学技術庁で示され、一度廃案になり、十一月末に修正成立したばかりなのである。

（4）今井裕『クローン動物はいかに創られるのか』（岩波書店、一九九七年）四七―九頁。

（5）Ethical Principles in Medicine, in: WHO Human Genetics Programme, Proposed International Guidelines on Ethical Issues in Medical Genetics and Genetic Services, 1998. 松田一郎監訳「遺伝医学と遺伝サービスにおける倫理的諸問題に関して提案された国際的ガイドライン」（科学技術庁科学技術政策研究所第二調査研究グループ、大山真未『ヒトゲノム研究とその応用をめぐる社会的問題』二〇〇〇年三月、六七頁）所収。Tom L. Beauchamp and James F. Childress, Principles Biomedical Ethics, 4th Ed., 1994, New York, 38. ビーチャム／チルドレス『生命医学倫理』第三

版（成文堂、一九九七年、一五頁）。

（6）ヒト・クローン技術規制法（二〇〇〇年六月施行）に基づく「特定胚の取扱に関する指針案」第一条では、このヒト胚分割胚の作成は許容されていない。ただし、「当分の間」禁止している第九条にしても、明言しているのはその胎内移植だけである。

（7）科学技術会議生命倫理委員会「ヒト胚性幹細胞を中心としたヒト胚研究について」（二〇〇〇年三月十三日）。

（8）星野一正「余剰凍結受精卵の医療への活用は、非倫理的か」（『時の法令』一六四八、二〇〇一年八月三十日）。

（9）科学技術会議生命倫理委員会、前記決定。

（10）ヒト・クローン技術規制法によれば、ヒト胚核移植胚とは、（妻の卵子の細胞質に異常のあるなどの場合、）夫婦両者の遺伝子を持った初期胚の細胞核を、（細胞質に異常のない）他の女性の細胞核を除いた未受精卵に移植したものである。ヒト性融合胚とは、（正常な細胞質を持つ、ヒトや）動物の除核未受精卵にヒトの何らかの有核細胞を融合させたものである。動物性集合胚とは、ヒト細胞と動物胚等が集合して一体となったものである。

（11）Ronald Dworkin, Life's Dominion, Harper Collins, 1993, 69ff. ロナルド・ドウォーキン『ライフズ・ドミニオン』（水谷英夫・小島妙子訳、信山社、一九九八年）一一四頁以下参照。

（12）教皇庁教理省「生命のはじまりに関する教書」（カトリック中央協議会、一九八七年）二五―六頁。Congregation for the Doctrine of the Faith, Instruction on Respect for Human Life in its Origin and on the Dignity of Procreation, Vatican Poryglot Press, 1987, 13.

（13）「生命のはじまりに関する教書」（前掲）三二頁、p. 18. 権利主体とまでは規定していないが、ドイツ胚保護法（一九九〇年）では第二条で不妊治療以外の胚の利用を禁じており（Vgl. R. Keller, H. L. Guenther, P. Kaiser,

Embryonenschutzgesetz, Kommentar zum Embryonenschutzgesetz, Kohlhammer, 193f.)、ドイツ連邦憲法裁判所によれば「人間の尊厳（基本法第一条：尾崎）は着床並びに受精卵から未出生生命にも認められている」という（U. Koerner, Die Menschenwuerde des Embryo, Humanitas Verlag, 1999, S.35.)。また、フランスの生命倫理三法（一九九四年）の人体の尊重に関する法律でも、最初に「人格（personne）の尊厳」の侵害を禁止し、「ヒト（l'etre humain）をその生命の始まりから尊重することを保証する」と規定しており、事実上、胚研究は観察以外認められない（橳島次郎「フランスの生殖技術規制政策」付録資料『Studies　生命・人間・社会』二、三菱化学生命科学研究所社会生命科学研究室、一九九四年、一四八頁）。

（14）Dan Egonsson, Dimensions of Dignity, Kluwer Academic Publishers, 1998, 45-47.

（15）「胚研究を含む生殖医療において世界的に定着しつつある自然科学的見解」国立小児病院小児医療研究センター実験外科生体工学部長・鈴木盛一氏の発言（『第十九回厚生科学審議会先端医療技評価部会議事録』一九九九年七月十九日）。

（16）イギリスのヒト受精と胚に関する法律。日本産科婦人科学会会告で、研究はこれ以前の時期に限定。「ヒト精子・卵子・受精卵を取り扱う研究に関する見解と、これに対する考え方」（『日産婦誌』三七・三、四六五―六頁）参照。

（17）ザスは、脳死との対比でそれぞれ「脳生（Hirnleben）」Ⅰ、Ⅱと規定する（H. -M. Sass, Wann beginnt das Leben? in: Die Zeit. Nr.49. 30. November 1990. S.104., in: Ethik in der Medizin, Rekcam, 2000, S.164f., Sass, Hirntod und Hirnleben, in: Sass (Hrsg), Medizin und Ethik, Reclam, 1989, S.172)。

（18）ピーター・シンガー『実践の倫理』（山内友三郎・塚崎智監訳、昭和堂、一九九九年）一八三頁。Peter Singer, Practical Ethics, 2nd Ed., 1993. 151.

（19）ここでは問題圏外であるが、権利主体としての資格は生き続けたいとする欲求能力とその前提である持続的自己の概念とを持つ点にあるとして、その判定の誤りを考慮しても生後一カ月以内は生きる権利を否定しても不正ではない、とまで主張する見解も存在する（同書二〇六―七頁。Ibid. 171f.）。

（20）Mary Warnock, In Vitro Fertilization: The Ethical Issues II, in: The Philosophical Quartely, vol.33, No.132, 1983. 246ff. メアリー・ワーノック「体外受精をめぐる倫理的問題」（『バイオエシックスの基礎』東海大学出版会、一九八八年）七七頁以下。以下、本文に著者名と頁数を略記。H. T. Engelhardt Jr., The Foundations of Bioethics, 1986, 115. H・T・エンゲルハート『バイオエシックスの基礎づけ』（加藤尚武・飯田亘之監訳、朝日出版社、一九八九年、一四五頁）。以下、同様に本文に略記。

尾崎恭一

第7章　生殖補助医療において子どもの権利を考える

はじめに

生殖補助医療は様々な倫理的問題を含んでおり、今までも様々な場で議論が重ねられてきた。しかし、その多くは、子どもを持つことを希望するカップルや、精子を提供するドナー、そして様々な身体的・心理社会的苦痛を受ける（もしくは強いられる）女性といった大人の側の立場からの議論であったように感じる。生殖医療において、施術を受けるという点からは、大人（とくに身体的侵襲が大きい女性）が医療の当事者となる。そして、子どもを持つという点からは、挙児を希望するカップルの両者が当事者である。そして、そもそもこの技術が不妊に悩むカップルの願いを叶えるために発達してきたものであり、その結果として、自然生殖によって子どもを持てない大人たちにとって大いなる福音となってきたという経緯に鑑みれば、これも当然のことであろう。

しかしながら、生殖補助医療は新しい生命をつくり出す行為である。通常の医療とは異なり、この技術はまったく別の人格を新しく生み出す（つくり出す）ことを目的としている。このような技術の倫理的問題を議論する際、その時点では未だ存在していないとはいえ「生まれてくる子ども」の視点を顧みることなく、大人の論理で進めることが妥当なのであろうか。

この生殖補助医療の生み出す結果を直接的に背負って生きていくことを余儀なくされるのは、誰でもない生殖医療によって「生まれてくる子ども」自身である。もちろん親となるカップルも、子どもの養育という点で、生殖医療の生み出す結果を背負うこととなる。しかし、その背負うものの大きさと内容は、結果を人生全体で引き受けることを強いられる子どものそれとは比べものにならないのではないか。

本稿では、生殖医療の真の当事者ともいえる、生殖補助技術によって生まれてくる子どもの権利という視点から、現在の生殖医療の問題を再考することを試みたい。

1　生殖補助医療

生殖の医療化

生殖に自然生殖という選択肢しかなかった頃、子どもは「授かりもの」であった。これが、避妊による出産調整が一般化し、子どもを持つ・持たないといった選択ができるようになるにつれて、子どもは「授かるもの」から「つくるもの」へと変容してきた。そして、出産調整によって子どもをつくる時期や人数を選ぶことができる時代から、自然生殖によって子どもを持てない人も生殖補助技術を用いることによって子どもをつくることができる時代へと変わってきた。

この自然生殖から人工生殖へという変化の意味を、生み出される子どもという立場から捉えると、生殖補助医療時代以前に生まれているわれわれが想像する以上に大きいのではないか。

生殖補助技術

人工生殖は、生殖補助技術（artificial reproductive technology: ART）と呼ばれ、その技術の種類からいつくかに分類できる。

まず、人工授精（artificial insemination: AI）には、子宮内に精液を注入する子宮内人工授精（intrauterine insemination: IUI）があり、これは精子の提供者が配偶者である場合、配偶者間人工授精（artificial insemination with husband's semen: AIH）、配偶者が男性不妊等でドナーから提供された精子を使う場合、非配偶者間人工授精（artificial insemination with donor's semen: AID）と呼ぶ。また、精子をより受精の場に近いところに注入する技術として、子宮鏡下卵管内精子注入法（hysteroscopic insemination into tube: HIT）、直接腹腔内授精（direct intraperitoneal insemination: DIPI）、直接卵胞内授精（direct intrafollicular insemination: DIFI）、腹腔内精子・卵移植法（peritoneal oocyte and sperm transfer: POST）等があり、腹腔鏡下に採卵後、直ちに精子と卵を卵管内に移植するという配偶子卵管内移植（gamete intrafallopian transfer: GIFT）がある。これらは、受精が体内で行われることから自然の妊娠の成立機序に近く、妊娠率も高いことから世界的に広く普及しているという[1]。

これに対して、体外で受精を行う生殖技術として体外受精（*in vitro* fertilization: IVF）がある。これには、卵管に移植する受精卵の段階によって、接合子卵管内移植（zygote intrafallopian transfer: ZIFT）、前核期胚卵管内移植（pronuclear stage tubal transfer: PROST）、分割期胚卵管内移植（tubal embryo stage transfer: TEST）と呼ばれるものがある。また、卵管閉塞患者や重症の男性不妊患者に対して受精卵を子宮に移植する体外受精―胚移植（*in vitro* fertilization and embryo transfer: IVF-ET）があり、さらにその受精卵の作成方法として、通常の受精が困難な場合に顕微鏡下でガラス針を用いて人工的に透明帯の内部へ精子を注入する顕微授精法（micro-insemination）がある。

一言に生殖補助医療といっても、このように様々な施術がある。次に、これらの技術が社会の中でどのように位置づけられてきたのか、どのような議論を重ねながら技術の開発を続け、立ち止まることなく実施されてきたのかを、これまでの議論を通して見てみたい。

生殖補助医療に関するこれまでの議論

われわれの社会は、人を殺めることを善しとしない。したがって、人工妊娠中絶の議論においては非常に慎重であった。しかし、子を生み出すことについてはめでたい（芽出度い）もの、善なる行為として、あまり問題視することなく受け入れてきた。そういった感覚の裏で、生殖補助医療は十分な議論を経ないままに、不妊に悩むカップルに福音を与える行為として定着していったのではないだろうか。

わが国において初めて組織立って人工授精が実施されたのは、一九四八年の慶應義塾大学家族計画相談所であったといわれ、一九四九年にＡＩＤによる女児の誕生が報告されている。その実施にあたり、同大学の婦人科と法学部が研究会をつくり、人工授精に関する問題を検討し、その中間報告を兼ねて一九五六年の第七十一回日本私法学会においてシンポジウム「人工授精の法律問題」を開催し、とくにＡＩＤ子の法的地位に関して討議されたという。この際、「子どもの福祉という視点が抜け落ちている」「子どものない夫婦が子どもという生命を生むことによって夫婦が壊れることを防ぐというのは、子どもの人権無視ではないか」（中川氏）、「挙児の希望とは人類というものの考え方を変えるほど強い欲求であるか」「自然でないことはやめた方がいいのでは」「仮に許されたとしても、望ましいことではない」（石本氏）といった内容の発言があったという。[2] しかし、ここでの討議は結論を得られぬまま、精子ドナーの匿名性と医師―患者間の秘密保持により、何の規制もなしに、人工授精は実施され続けた。その後、一九七八年にイギリスにて世界初の体外受精による女児ルイーズ・ブラウンが誕生し、わが国でも一九八三年に東北大学で最初の体外受精児が誕生した。これに対して、日本産科婦人科学会は体外受精等に関する委員会をつくり、同年十月に「『体外受精・胚移植』に関する見解」を、一九八五年にはよりよい臨床応用のための基礎的研究に関する会告として「ヒト精子・卵子・受精卵を取り扱う研究に関する見解」、八六年には「体外受精・胚移植の臨床実施の登録報告制について」、八八年には「ヒト胚および卵の凍結保存と移植に関する見解」、九四年には「顕微授精法の臨床実施に関する見解」などを示し、医療専門家の間の自主規制を行ってきた。一方、生殖という問題を医療専門家のみならず、広く学際的に議論しようとする動きも見られた。このような流れを受けて、一九九七年に設置された厚生省（現厚生労働省）厚生科学審議会先端医療技術評価部会において、生殖技術の問題が取りあげられるに至った。そこでの議論が進められている最中の九八年六月に長野県の産科医が日産婦学会会告違反行為である非配偶者間体外受精を実施していたことが報じられた。そのことが機縁となって、同年十月に同部会の下に生殖補助医療技術に関する専門委員会が設置され、生殖補助医療の在り方の検討を行ってきた。[3]

現在、わが国における生殖医療についての法規制はなく、この専門委員会が、二年余りの検討の後、平成十二年十二月にまとめた「精子・卵子・胚の提供等による生殖補助医療のあり方についての報告書」

（以下、報告書と呼ぶ）があるのみである。その基本的な考え方としては、まず「生まれてくる子の福祉を優先する」、続いて「人を専ら生殖の手段として扱ってはならない」「安全性に十分配慮する」「優生思想を排除する」「商業主義を排除する」「人間の尊厳を守る」という理念が掲げられている。しかしながら、理念に「生まれてくる子の福祉の優先」を謳っているにもかかわらず、その内容は大人の論理でまとめられている感が拭えない。そこで、以下に本報告書の議論を参照しながら、子どもの権利という視点から生殖補助医療の問題点のいくつかを挙げていく。

2　生殖補助医療における大人の権利と子どもの権利

リプロダクティブ・ヘルスに関する権利 ——大人の権利——

子どもを持つという行為は、極めて個人的でプライベートな問題である。子どもを持つこと、家族を持つことは、個々人の自由な選択に委ねられるべき事柄である。これは、憲法一三条が規定する幸福追求権から導かれる「自己決定権」や「プライバシー権」が、「自己の生命・身体に関する権利」や「家族のあり方を決定する権利」などを含むという考えに支えられている。[4] この「家族のあり方を決定する権利」には、男女が法律婚と事実婚のいずれを選択するか、離婚するかといった「家族の形成・維持に関する権利」と、子どもを持つかどうか、持つとすれば何人か、避妊するか、人工妊娠中絶を選択するかどうかなどの「リプロダクティブ・ヘルスに関する権利」が含まれる。リプロダクティブ・ヘルスに関する権利は、一九四八年に国連総会で採択された世界人権宣言第一六条一項や、一九六六年に国連総会で採択された国際人権規約B規約でも規定されており、これらは男性も女性も等しく有する自己決定権であるとされている。[5] しかしながら、実際には男女の不平等は根深く存在していた。このような中、生殖に関する女性の自己決定権（プライバシー権）は、一九七三年に米国最高裁判所が下したロー対ウェイド判決によって、人工妊娠中絶の合法化とあわせて初めて確立された。[6] そしてこの判決においては、ヴァイアビリティ（viability）という概念、すなわち受精によって有機体としてのヒトの生命は始まってはいるが、胎児が母体外で独立した存在としての人間と同一の権利や保護が認められるべき主体ではない、つまり胎児が母体外で生育可能な状態に達する以前の時期における中絶については女性のプライバシー権を優先させ、胎児が生育可能な状態に達した後は胎児の生命権を尊重するという考えを提示して、女性の自己決定権と胎児の生命権という相反する二つの権利の調整を図ろうとした。[7] その後、一九九四年の世界人口開発会議カイロ宣言、一九九五年の世界女性会議北京宣言に基づく行動綱領において、これらは「性と生殖に関する権利」として結実した。[8] すなわち、「リプロダクティブ・ヘルスに関する権利」は、女性および男性の自己決定権の一つとして、すべての人に保障されるものといえる。

このような「リプロダクティブ・ヘルスに関する権利」から生殖補助医療を考えると、まず、大人の「子どもを持つ権利（家族形成権）」の延長線上に生殖医療を受ける権利があるという主張が考えられる。これらはリプロダクティブ・ヘルスに関する権利に、すなわちカップルの自己決定権に含まれるという解釈が成り立つかもしれない。これに対して、自然生殖によって子どもを持つ権利はリプロダクティブ・ヘルスに関する権利に含まれるが、生殖医療を受ける権利は、個人的権利とは見なさないという解釈もできる。[9]

生殖補助医療における子どもの権利

これに対して、未だこの世に生まれ出ておらず、さらには受精卵としても存在していない生殖補助医療によって生まれてくる子どもの権利はどのように考えるべきであろうか。既に生まれている子どもの権利については、世界人権宣言、国際人権規約B規約を受け、一九八九年に国連で採択され一九九四年に発効した「子どもの権利条約」に、第六条「締約国は、すべての子どもが生命に対する固有の権利を有することを認める。締約国は、子どもの生存及び発達を可能な最大限の範囲において確保する」と規定され、従来の客体としての子どもから、行為主体、意思主体としての子どもという考えが確立されている。[10]しかし、出生前の子どもの権利については、とくに本条約作成時に、生殖補助医療によって生まれる子どもについての問題意識がなかったためか、その前文において「子どもの権利に関する宣言において示されたように『子どもは、身体的および精神的に未成熟であるため、出生後と同様に出生前も、適当な法的保護を含む特別の保護および養育を必要とする』ことを心に留め」[11]（強調は筆者による）とあるのみである。

従来の法による未出生子の保護の問題は、堕胎を禁じることによって、人として生まれることを保障することと、相続・損害賠償については胎児を生まれたものと見なすことによって、遅れて生まれることの不利益を被らないことを保障することであった。これに対し、今日では、まず女性の権利を認めた上で、未出生の子が人として生まれることをどこまで保障すべきかが問題となったという。そして、未出生段階の「人」をどのように取り扱えば「人間の尊厳」に反しないか、受精卵の凍結保存技術の発達によって、遅れて生まれたことの不利益を被らないことをいつまで、またどのように保障すべきかといった生殖補助医療における新しい問題をも検討されつつある。これを整理すると、未出生の子の保護は、人として生まれることとの保障、損なわれずに生まれることとの保障、人の前段階として「人間の尊厳」に反しない取り扱いを受けることとの保障、遅れて生まれてくることとの不利益を被らないこととの保障の四つに分けられるという。[12] この考え方は、生まれて人となることを最善の利益とした、生まれるという方向性のベクトルにおいては非常に有用な考え方であるだろう。つまり、受精卵という存在から生まれるという人の始まりまでという限定的な過程において、保護とは生まれないこと、殺められることからその生命の萌芽を守ることを指すからである。しかし、本稿において検討するのは、その時々に他者の権利との相対的な関係性において位置付けられ、その処遇を検討される存在としての未出生の子（受精卵や胎児を含む）ではなく、この世に人として生まれ出てくることを前提とした絶対的な存在としての子である。

大人の権利と子どもの権利

生殖に関する決定は、自然生殖においては個々人、カップルの自由な選択の範囲のものであるということは、当事者のプライバシー権という枠組みからも明らかであろう。これに対して、人為的な介入によって（場合によっては他者の精子や卵子の提供を受けて）子どもをつくるという人工生殖の場合、親になりたいと希望する個々人の自由な選択にすべてを任せるという考えが適切であるか否か、子どもの権利という視点からは疑問が残る。なぜなら、「人為的介入から発生する可能性のあるリスクを直接的に引き受ける者が、その行為の同意権者である」というインフォームド・コンセントの考え方に沿うと、生殖補助医療の利用を希望する大人よりも、その結果を生涯引き受けていく子どもにその権限があるべきではないかと考えられるからである。当然のことながら、この決定をする時点では、まだ生命の萌芽としても存在していない子どもから、インフォームド・コンセントを得る（受ける）ということは不可能である。したがって、生殖補助医療におけるインフォームド・コンセントとは、生まれくる子どもの意思を代理して決定する「代諾」という枠組みで行う、すなわち大人は自らの希望を達成させるためではなく、子どもの最善の利益を本人に代わって選択するという枠組みで検討する必要があるのではないだろうか。

しかしながら、この枠組みでは、論理的な矛盾が生じてしまう。すなわち、大人が生殖補助医療を用いて挙児を希望する→生まれてくる子どもの最善の利益を考える→人工生殖によって生まれる場合の予見できないリスクを考える→取り返しのつかないリスクであった場合に子どもの利益は損なわれる→生殖補助医療を利用しないことを子どもに代わって決定する→子どもは生まれてこない→存在しない子どもの代諾によって、子どもが存在しない選択をする。したがって、生殖補助医療の実施に関する選択については、この生まれてくる子どもの代諾という枠組みは、論理的に成り立たないといえる。しかしながら、これをもって大人の論理で決定すればよいということではないだろう。

以下は、生殖医療の結果を背負う子ども自身の権利を優先すべきであるという考えに、議論の起点を置くこととしている。

3　子どもの権利に関わる諸問題

自然淘汰

まず、生殖の機序という点からは、自然生殖では性交から受精までの間に、精子は約十時間以上といわれるサバイバル競争によって自然選別され、受精する力のある精子のみが受精に辿り着くといわれている。これはすなわち、受精に適さない弱い精子や遺伝子異常や染色体異常を持つ精子を自然淘汰する意味がある。これに対し、人工生殖の場合、人工授精（ＡＩＨやＡＩＤ）では自然生殖とほぼ同じ過程を経るが、ＧＩＦＴやＨＩＴ、ＤＩＦＩ、ＤＩＰＩ、ＰＯＳＴでは、自然生殖に比べ受精の場に近いところへ精子が注入されるため、精子の試練は自然生殖の場合よりも少ないといえるかもしれない。また、体外受精ではこういった受精までの自然淘汰の機会がほとんどなく、さらに顕微授精では人為的に、しかも医師の経験的な勘に頼って精子を選別し卵内に注入することから、選ばれた精子が受精に適した精子であったのか、通常であれば受精できない弱い精子を人工的に受精に導いたのではないかといった不安が残る[13]。もちろん、体外受精の成功率の低さを考えれば、着床から出産という過程で、さらに淘汰されていることは推察できるが、そのことをもってすべてを代替できているかというと、とくに研究がされているわけでもなく怪しいところである。

つまり、生まれてくる子どもの視点からは、自然淘汰を勝ち残って生まれてくるという、われわれが当たり前に経てきた自然淘汰の過程を経ることができないことから、自然淘汰によって自らの身を守る権利というものが侵害されていると考えることができるように思う。さらに、そのことによる出生後の弊害がないとはいえないという点で、自然生殖にはない不利益を、生み出された子どもたちが被る可能性は否めないと考える。

親子関係

次に、親子関係の複雑化という問題が挙げられる。自然生殖であれば、基本的には遺伝学的な（生物学

表1　生殖医療における親の組み合わせ

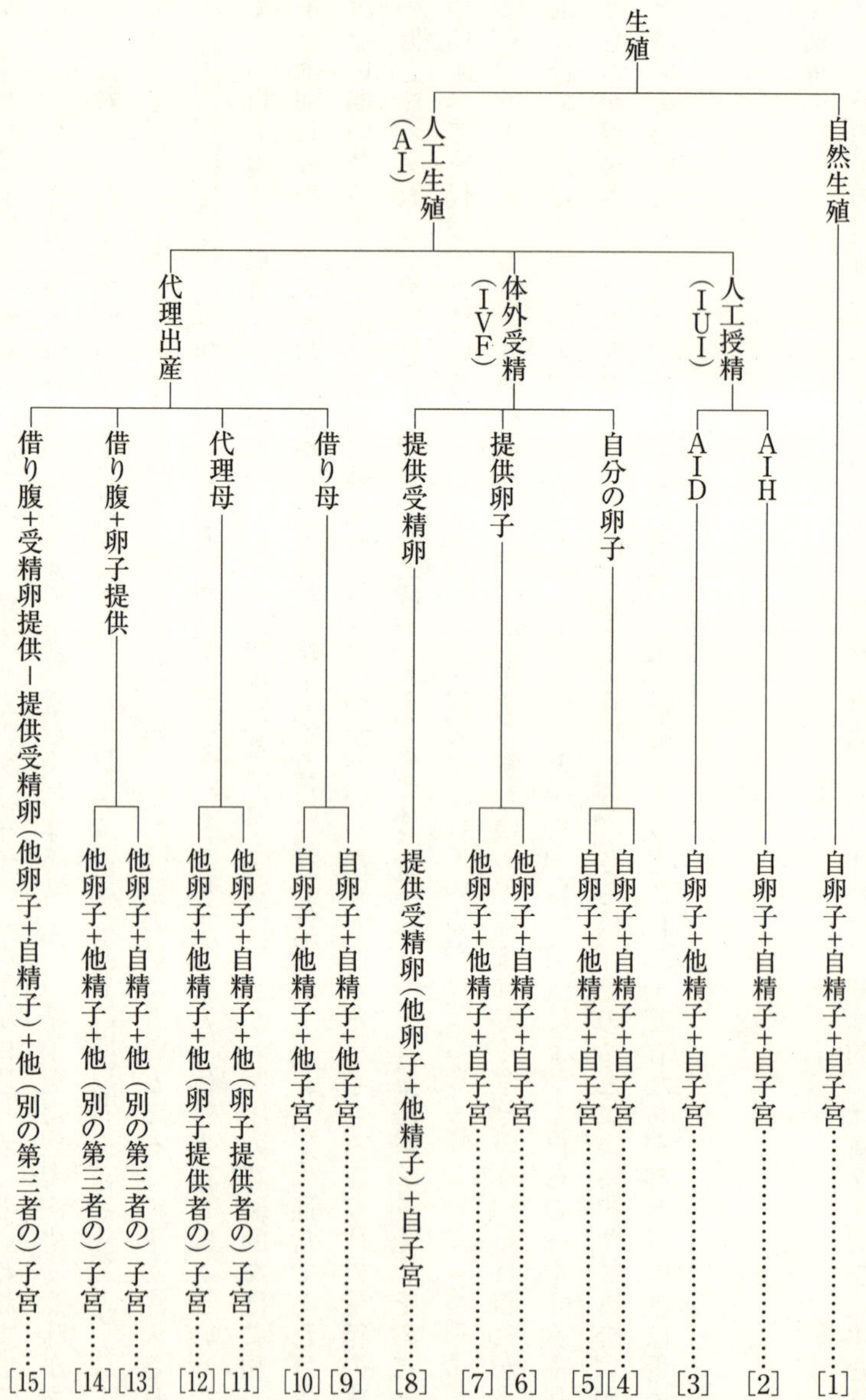
生殖
自然生殖
人工生殖（AI）
人工授精（IUI）
体外受精（IVF）
代理出産
AIH
AID
自分の卵子
提供卵子
提供受精卵
借り母
代理母
借り腹＋卵子提供
自卵子＋自精子＋自子宮……[1]
自卵子＋自精子＋自子宮……[2]
自卵子＋他精子＋自子宮……[3]
自卵子＋自精子＋自子宮……[4]
自卵子＋他精子＋自子宮……[5]
他卵子＋自精子＋自子宮……[6]
他卵子＋他精子＋自子宮……[7]
提供受精卵（他卵子＋他精子）＋自子宮……[8]
自卵子＋自精子＋他子宮……[9]
自卵子＋他精子＋他子宮……[10]
他卵子＋自精子＋他（卵子提供者の）子宮……[11]
他卵子＋他精子＋他（卵子提供者の）子宮……[12]
他卵子＋自精子＋他（別の第三者の）子宮……[13]
他卵子＋他精子＋他（別の第三者の）子宮……[14]
借り腹＋受精卵提供－提供受精卵（他卵子＋自精子）＋他（別の第三者の）子宮……[15]

上の）親が生まれてくる子の親である。しかし、人工生殖には、技術の組み合わせ以外に、精子・卵子の提供や子宮提供（懐胎）による様々な組み合わせがあるため、親子関係にも多様な組み合わせが起こり得る（表１）。

たとえばＡＩＨの場合は［2］は自然生殖［1］と同じで両性の遺伝学的な親が両親となるが、ＡＩＤの場合は［3］は遺伝学的な母親と遺伝学的な父親（ドナー）、そして実際に子どもを養育する社会的な父親が存在することになる。さらに体外受精では、精子ならびに卵子の提供を受けない場合［4］は自然生殖と同様の親子関係となるが、精子の提供を受ける場合の［5］はＡＩＤと同様に二人の父親と一人の母親という組み合わせになる。さらに、体外受精で卵子の提供を受ける場合の［6］［7］は、遺伝学的な母親と、生みの親でかつ育ての親（社会的な母親）の二人の母親が存在することになり、卵子とともに精子の提供を受けたり［7］、受精卵自体の提供を受けた場合［8］などは、遺伝学上の父親と社会的父親の二人も存在することになる。また、現在はわが国では禁止されているが、借り腹という方法を用いて、第三者から卵子と精子、もしくは受精卵の提供を受けた場合の［14］［15］、遺伝学上の父と母（必ずしも夫婦ではない）と生みの母、育ての親（社会的親）である父母という五名もの人間が子どもの誕生に関わることとなる。

生殖補助医療とは、このような今までにない、複雑な親子関係を引き起こす技術なのである。

親子関係の複雑化による子どもへの影響

前述した通り、生殖補助医療においては親子関係が複雑化する。挙児を希望する大人は、その子の誕生にどのような人が関わるか、そして結果としてどのような家族関係になるかということをあらかじめ承知した上で生殖補助医療を受けることを選択する。第三者の卵子が必要であれば卵子を提供してくれる遺伝学上の母となる人を探すし、精子が必要であれば精子を提供してくれる遺伝学上の父となる人を探す。さらに、子宮に問題があれば、代わってお腹の中で子どもを育て出産してくれる代理母や借り腹を引き受けてくれる女性を見つけるのである。

これらの複雑な親子関係は、挙児を希望するカップルには、子どもを持つためには仕方がないこととして前向きに受け入れられる。しかし、子どもにしてみれば、生まれてみたらそのような複雑な親子関係の中におかれていたという状況であり、自然生殖にあるようなシンプルな親子関係を後から選ぶことなどできない。つまり、本人の納得も選択もなく、生物学（遺伝学）的親、社会的親といった複数の親を持つ状況を人為的につくられ、そういった状況（自分の出生）を受け入れることを強要されるのである。もちろん、自然生殖の場合も、様々な理由から複数の社会的な親を持つ場合があるが、出生の過程においては、人工生殖は非常に特殊な状況を引き起こしている。

このような複雑な親子関係を受容できるか否かは、育て方によるという意見がある。確かに、結果論的にはそういえる事例もあるかと思うし、そうであることを期待したい。しかし、実際にはそのような単純な問題ではないようである。

代理母から生まれ、育ての親である両親に慈しみ育てられたアメリカの女の子の話がテレビで取り上げられたことがある。[14] 彼女は自分が代理母から生まれたということも含め、隠し事のない環境で育ての親に育てられた。弟も別の代理母から生まれており、彼女は姉弟の長女として、経済的にも恵まれた環境で、四人家族として育てられていた。母親は、普通の（もしくは非常に良い）家族関係が築けていると考えていた。あるとき、彼女は学校の課題で、自分について作文を書く。育母は、その作文の中に、愛する家族、愛する母親の登場を期待していた。しかし、そこには「自分は代理母のお腹から生まれた」とあるだけで、育ての母親や家族に関することは書かれていなかったという。母は、子どもに自分たち夫婦が強く望んだからこそ代理母から生まれてきたのであると説明し、子どもと常に正面から向き合ってきたそうだ。しかし、子どもはその母に対して「あなたは私の本当の母親ではない」と言うことがあるという。そういうときに、母は「あなたのことを最も愛し、大切に育ててきた私こそが、本当の母親だ」と説明するという。この一事例から、断定的なことは何もいえないが、少なくとも代理母の関わる親子関係について、子どもを望み、愛し育ててきた「母（養母）の見方」と望まれ愛し育てられてきた「子どもの見方」は、必ずしも一致しない場合があることが推察できる。つまり、子どもが自分自身を見つめる「子どもの視点」と、大人が子どもを見つめる「大人の視点」は、明らかに異なったところにあることを、われわれは認識していなければならないということであろう。

出自を知る権利（生物学的親を知る権利）

わが国では、ＡＩＤのドナーは匿名を守られることとなっている。報告書によると、匿名が守られる理由としては、①ドナーのプライバシーを守る、②生まれてきた子どもがドナーを知った場合、その子やドナーの家族関係に悪影響を与える可能性がある、③匿名にしなければ、レシピエントがドナーを選別する余地を与えてしまう、④ドナーが減少し生殖補助医療の実施を困難にする、などが挙げられる。

しかし同時に、子どもが自分のルーツを知ることは、知る権利という問題以上に、子どもが成長の過程でアイデンティティを確立するために必要な情報であると、子どもの健全な育成という視点から報告書は認めている。にもかかわらず、ドナーの匿名性を守ることとしているのはなぜか。この比較衡量の内容が不明瞭である。さらに、子どもの出自を知る権利は、子どもの権利条約第七条「（略）子どもは、（略）できる限りその親を知り、親により養育される権利を有する」という規定によっても、優先的に保障されなければならない子どもの権利ではないだろうか。

ドナーの匿名性が子どもの権利に優先して守られるのは、ドナー数を確保したいという生殖医療を進める大人の論理である。匿名性を廃止すると、子どもへの法的責任がないとしても、遺伝的な親であるということの精神的責任が生じ、その重さからドナーが減ってしまうという考え方がある。しかし、この問題については、子どもが自分のルーツを知るのは不可欠な権利であるとして匿名原則を廃したスウェーデンにおいて、一時的にはドナー数の減少があったが、現在の新しい制度の下で匿名性を守っていたとき以上にドナーが増加したという報告がある[15]。もちろん、文化差はあるだろうが、子どものアイデンティティを確立するための重要な権利を侵害する根拠としては、ドナーの減少への危惧というのは弱いだろう。さらに、実際にドナーが減少したとしても、子どもの権利侵害を認めるべきではないという考え方も十分に検討される必要がある。

さらに、遺伝子の時代といわれるこれからの時代、生殖医療によって生まれた子どもたちが、遺伝学上の親の遺伝情報にアクセスできない状況に置かれるというのは、大変な不利益をもたらす可能性がある。したがって、どのレベルまでの情報を子どもに保障すべきであるか、子どもの知る権利、知らないままでいる権利をどのように保障すべきであるか、再検討が必要であろう。

4　生殖補助医療をめぐる社会の体制の問題——生殖補助医療を利用する場合に前提となること——

カウンセリング

生殖医療が発達する以前から、不妊はあった。血縁主義によって不妊を理由に一方的に離婚されるという不幸もあったことは事実であるが、不妊を受け入れて養子をもらったり、子どもを持たない選択をする家族もいた。そもそも子どもを持つというのは、すべての人に等しく与えられた権利ではなく、不妊であるか否かは、個性の一つであるという受容も必要であろう。不妊であるということを受け入れることができない大人には、子どもを通して自己実現をするなどの心理的な問題が潜んでいる可能性があるという指摘もある。この場合、子どもを道具としてしまうのではないかという懸念がある。こういったことを未然に防ぎ、子ども自身の生命に対する固有の権利を守るために、生殖医療の利用を希望する者に対する事前のカウンセリングの体制が必要なのではないだろうか。

本稿では、子どもの権利、子どもの利益という視点から問題点の抽出を試みてきたが、自然生殖で生まれる子どものそれと比較した場合、結果的には変わらないことも多いだろう。同じ問題を抱えている大人でも、簡単に自然生殖で子どもを持つことができる場合、実際に子どもを道具として利用してしまうという状況は起こっているし、社会はそれについて何の規制もしていない。にもかかわらず、なぜ人工生殖の場合にだけ親の敷居が高くなるのか、不公平ではないかという反論もあるだろう。しかしながら、医療が介入した人工生殖であるがゆえに、そこからつくり出される子どもの人権に最大限の配慮をしなければならないという考えは、優先されて然るべきものであろう。

特別養子縁組制度などの選択肢

生殖補助医療の代替として、特別養子縁組制度が適切であるか、議論の余地のあるところではある。しかし、子どもを持ちたい、育てたい、という強い希望に対して、一つの選択肢にはなるのではないか。養子縁組制度は、人工生殖を同様に、子ども（実子に限らず「子ども」）を持ちたいという大人の願望を叶えるものであるが、同時に既に存在している子どもにより良い生活環境を与えるという意味で、子どもの利益を第一に考える制度といえる。したがって、親の側が一方的に子どもを望む人工生殖よりも、親の望みと子どもの望みが一致したときに成立する特別養子縁組制度の方が、倫理的には問題が少ないように思える。また実際には、生殖医療によっても挙児の希望が叶わなかったカップルや、生殖医療を途中でやめようと考えたカップルには、特別養子制度の利用を検討している者が少なくないと聞く。しかしながら、現行の特別養子制度はうまく機能していないらしく、ほとんど利用されていない状況であるという[16]。社会という枠組みで子どもの権利や福祉を考えるのであれば、特別養子制度の見直しといった問題を切り離し、なおざりにしておきながら、生殖医療だけを推し進めて「挙児」という問題を考えるというのは、非常に偏った政策であるように思える。

生まれてくる子どもへの法的責任の確定

わが国では、生殖医療の契約は、医療者と患者の間で完了する。そこには、子どもの権利を守るための第三者機関は関わっていない。生殖医療についての決定が、挙児を希望するカップルと利益関係のある医療者の間のみで行われることの問題性は大きい。

また、生殖医療において障害を持った子どもが生まれてきた場合などに、養育拒否の問題が生じることがあるという。わが国でも、イギリスのように、子どもの権利を守るために、家庭裁判所などの法的機関が介入する手続きを義務化すること(17)が必要であろう。

ドナー・レシピエントのスクリーニング

ドナーの匿名性を守るべきであるかという議論や、レシピエントのカウンセリングの必要性という議論と重なるが、生殖医療が新しい別の人格を持った存在をつくり出すことを考えると、遺伝学上の親になるドナーのスクリーニングや、育ての親になるレシピエントのスクリーニングというものが必要になってくるであろう。現在、医療者によっては、カウンセリングやドナー・レシピエントのスクリーニングを独自に実施している施設もあるという。しかし、これらの手続きを、医療者と患者もしくはドナーという二者間で、まったく閉鎖的な方法で行うことについて検討が必要であろう。また医療者は、患者に生殖医療を受けてもらうこと、ドナーから精子の提供を受けることが、彼らの利益と直接的に結びつく特別な立場にあることから、手続きの公平性が十分に確保されているとはいい難い。子どもの視点から、生殖医療が濫用されないための中立的な第三者が介入した適切なスクリーニングが制度化し、また何を基準とすることが子どもの福祉に結びつくのかを公正な場で検討する必要があるのではないか。

予防への無関心さ

生殖補助医療の利用せざるを得ない状況を減らすための対策として、①性感染症や人工妊娠中絶による不妊症を予防するための方策、②社会的ストレスによる不妊症を予防するための方策、③環境ホルモン等の影響による不妊症を予防するための方策、等の予防策を具体的に検討し、予防法を広く周知することも必要であろう。生殖補助医療は、子どもの視点からもさることながら、それを利用する大人（とくに女性）の視点からも、非常に負担の大きい技術であることに鑑み、社会として極力この技術を利用しない、もしくは濫用を認めない方向での努力もすべきであろう。

5　適用拡大の要求——近い将来の問題——

シングル・ペアレント

女性側に不妊の要素がない場合、精子さえあれば、女性は単独で子どもを持つことができる。アメリカで女性が男性のパートナーを持たずに子どもを持ちたいと考えたとき、精子バンクという存在が容易にその希望を叶えてくれる。男性が女性のパートナーを持たずに子どもを持つことを希望した場合は、女性のように簡単ではないが、やはり代理母を見つけるか、卵子ドナーと子宮を貸してくれるホスト・マザーを見つければ、同様に単独で子どもを持つことができる。

しかし、なぜ異性のパートナーを持たずに、子どもだけを望むのだろうか。そもそもシングル・ペアレントとは、何らかの事情によって片親で育てることとなってしまった人を指していた。しかし、現代では家族（特定のパートナー）を持つことに否定的な価値観を持つなどの理由からシングル・ペアレントを選択する人も多いと聞く。これは、当人の価値観としては尊重されるべきであるし、社会が口を挟むべき領域ではない。しかし、子どもの権利という視点から考えると、両性の一組の親を持つという子どもの権利を、親のエゴイズムによって（正当な理由なく）侵害しているということになるのではないだろうか。

さらに、人間は性を持った存在であることから、一方の性を認めないシングル・ペアレントに生み育てられるという環境は、子どもにとってどういう意味を持つのか、その子のアイデンティティの形成にどのような影響を与えるのかという点について、十分に検討すべきであると考える。

また、こういった挙児の自由が認められるとすれば、同性愛者のカップルが生殖補助医療という人為的な介入によって子どもを持つことについても、認めざるを得なくなるのではないか。大人が自己の価値判断によって様々な生き方を選択すること、そしてその自由と多様な価値観を、社会は認めていくべきであろう。しかし、そのような社会においても、そういった個々人の価値観を次の世代の存在である子どもに押し付ける権限など何人も持ち得ないのではないかと考える。

したがって、生殖補助医療という人為的介入によって、両性の親を持つという子どもの権利を侵害することは、社会として認められないのではないだろうか。

死者の精子や中絶胎児の卵子から子どもをつくること

生殖補助医療は、そもそも不妊に苦しむカップルのために開発された技術であった。つまり、自然生殖では子どもは持てないが、この世に生存していて、自然生殖による挙児の場合とほぼ同じ環境において、子どもを育てることができるカップルがこの技術を利用することを前提としていた。しかし、この前提は前述した通り、既に崩れかけている。「できること」を「やらないでおく」ということは、非常に難しい。

生殖補助医療技術が進歩し、死者の精子や中絶胎児の卵子を用いて子どもをつくることも可能になったという。その場合、子どもから見ると、前者は、父親は既に死亡している（死者である）ということであるし、後者では、母親はこの世に生まれることなく殺められた中絶胎児であるということになる。こういった出生を強いられるという状況は、子どもにとってどういうものなのであろうか。家族関係を複雑にするという懸念を遙かに超えた大きな問題を孕んでいるのではないだろうか。

予防医学・遺伝子治療、そして優生思想との結びつき

予防医学や遺伝子治療、さらには遺伝子操作との結びつきによって、優生思想を助長する可能性もある。体外受精の場合、体外で受精を行うことから、受精卵の状態だけでなく、遺伝情報までも調べることが可能となる。一九八〇年代後半になると、遺伝性疾患の患者を家族歴に持つカップルが当該疾患を持たない子どもが欲しい、すなわち「遺伝学的に健康な児」を持ちたいという願望を達成するための手段として受精卵の着床前診断を考えるという姿勢が産婦人科医や小児科医の間に生まれてきた。[18][19]これは、従来考えられていた「不妊治療としての体外受精」という定義とはまったく無縁の「生命の質に基づく選択的出産」という問題領域に集約されることとなる。[20]受精卵の選別をするということは既に実用の段階にある。さらに、特定の疾患について受精卵の段階で遺伝子治療を施すこと、つまり受精卵に遺伝子操作を加えることも理論的には可能であろう。これらは、予防医学という範疇で扱われる問題であるが、それに留まらないことは明らかである。

精子バンクでは、より高学歴であったり、運動能力に長けたドナーの精子を選んだり、容姿の好みでドナーを選ぶという傾向が現われている。ノーベル賞受賞者の精子だけを集めた精子バンクが、高額で精子の売買を行っていることなども広く知られている。

これらは、生まれくるわが子のために、よりよい遺伝子を引き継がせたいという親の愛情という解釈もできる。反面、より良い遺伝子をもった子どもを持ちたいという親のエゴイズム、優生思想の現われという解釈もできる。この延長線上には、より健康な子どもを望むという欲求、よりよい遺伝子を持ちあわせた子どもを望むという優生思想的な欲求が容易に想像でき、それらの欲求の実現のために受精卵の段階で遺伝子操作を行いたいという希望が出てこないとはいえない。しかし、これらの境界ははっきりしない。予防医学なら良くて、優生思想なら悪い、としたとしても、これらの具体的な線引きは難しい。

さらに、これらの欲求の根本が内なる優生思想にあるのであれば、望んだ子どもだけを持ちたいという親のエゴイズムの裏に、望み通りの子ども以外は要らないといった、子どもの養育拒否や幼児虐待といった子どもの権利侵害となる状況があるようにも感じる。実際に、生殖補助医療において、予期せず先天的障害を持った子どもが生まれた場合や希望していない双生児が生まれた場合の養育拒否などが諸外国で問題になっていることも、このような懸念の裏付けとなるであろう。これらをどこで線引きし、どのように規制できるのか、技術が利用可能になる前に、検討しておかなければならない問題である。

クローン技術の利用

「クローン人間計画を実行に移す」と、新興宗教団体「ラエリアン・ムーブメント」が宣言している。

さらに、専門家グループが「不妊治療への応用」を掲げて取り組み始めたことで現実味を帯びてきた。不妊治療にクローン技術を使うと、この場合、夫の皮膚などの細胞から核を取り出し、核を除去した卵子に移植し、刺激を与えて受精卵と似たクローン胚にして、子宮に戻すという。つまり受精卵を使わなくてもクローン人間をつくり出せるということである(21)。

クローン人間づくりは「生命操作はどこまで許されるか」との倫理的問題をわれわれに突きつける。一般には特定の人間のコピーをつくる印象があり、感情的反発が強いが、クローン赤ちゃんは卵子内のミトコンドリアの遺伝子を受け継ぐため、体細胞提供者と完全に同じ遺伝子構成にはならないし、一卵性双生児が別々の人格をもって育つように、人間のコピーができるわけではないことも知られている。

しかし、子どもの権利という視点からは、両性の親の遺伝子を等しく受け継ぐという、われわれが今まで保障されていた当たり前の権利を侵害される。しかも、クローニング技術は、安全性についても問題があると指摘されている。このような技術を人間で行うということ、そしてその結果、新しい生命存在をつくり出そうということは、極めて非倫理的な人体実験に他ならないだろう。

さらに、ラットの体内で卵母細胞や精母細胞を育てたり、チンパンジーの子宮を借りて子どもを出産したりということも、理論的には可能と聞く。今までのわが国の議論に照らし合わせると、「人を生殖の手段（道具）として扱う」という問題をかわすことができるという意味で、有効な代替手段として受け入れられるかもしれない。しかし、生まれてくる子どもの視点からはどうであろうか。

ラットによって細胞育成された場合に、もしもラットの遺伝子が卵細胞に混入するようなことが起こってしまったら、ラットと人間のキメラ個体が発生することとなり、生まれてくる子どもの権利以前の大変に大きな問題となってしまう。仮に安全に細胞育成ができるとして、ラットの体内で育てられた細胞を体外受精させて人の子宮に移植して生まれたということは、子どもにどういう影響を与えるであろうか。また、チンパンジーの子宮から生まれてくる場合、従来の懐胎者が母親であるという理屈からはチンパンジーが母親になってしまうことも考えられるし、たとえ遺伝学上の母親が親であったとしても、人間ではない動物のお腹から生まれてきたという事実を子どもに強いるのは、どうであろうか。さらに、これらの技術によって、子孫の誕生というプロセスを自分たちの生活の外で行うことができるようになる可能性もある。その場合、どういう状態の人であればこういった技術を利用してもよいかという線引きが難しい。なぜなら、不妊の女性に限定して認めたならば、不妊であれば仕事を休むことなく子どもを持てるのに、不妊でない女性は自分の生活に支障を来たしたとしても自分で出産することしか許されないというのは、不公平ではないかという議論などが巻き起こることは、あまりにも容易に想像できるからである。

おわりに

以上、子どもの視点から見た生殖医療の問題点を、とりとめもなく列挙してみたが、ここから以下のように筆者は考える。

生殖医療によって生み出される子どもは、絶対的他者である。この絶対的他者の人権に関わる事柄について、誰がどこまで、どのような判断をすることが許されるのであろうか。生殖補助医療を含む先端医療技術は、①個人の同意があれば、やっていいこと、②個人の同意があっても、やってはいけないこと、③

個人の同意がなくても、やらなくてはならないこと、といった整理をしてみる必要があるかも知れない。そしてこの整理にあてはめるならば、生殖補助医療が、次世代の問題、さらには人間の生命や人間存在に関する問題であるという意味では、「①個人の同意があれば、やっていいこと」ではなく、「②個人の同意があっても、やってはいけないこと」という領域の問題を多く含んでいるといえるのではないか。

生殖補助医療において、子どもという新たに生み出される別の人格が存在する（存在させることが目的である）以上、親になろうとする個人（カップル）の同意という枠組みのみで語れる問題ではない。つまり生殖は、個人が自己決定できる範疇を超えた問題であり、インフォームド・コンセントでは対応しきれない問題なのである。そして、このような問題については、社会として何をどこまで認め、また認めないかという、社会的同意（public consent）へと基準がシフトするのではないか。つまり、「個が決定できる問題」と「個を超えた問題」の見極めが非常に重要になってくるのだ。

価値観の多元化が進み、生命倫理に関する様々な問題が、個人の問題として捉えられる傾向が強まっている。筆者は、自己決定権が尊重される社会を否定するわけではない。むしろ、個の決定を曖昧にしてきたわれわれの社会において、望ましい転換であるし、今後も非常に重要な理念であると認識している。しかしながら、個を超えた問題については、やみくもに個人的判断に任せるのではなく、社会としてやってもよいことの枠組みを明確に示した上で、許された選択肢の中で個人の価値判断を尊重するという以外にないであろう。

社会は子どもを欲しいという人びとすべてに子どもを与える義務は負っていないが、逆にすべての子どもの健全な育成を見守る義務は負っている。すなわち、社会は生殖医療の推進よりも、子どもの権利の保障を優先しなければならないはずである。そして、本来すべての人間が保障されてきた出生における「自然性」を生殖補助医療で生まれる子どもたちに保障しないことの妥当性、さらにわれわれが負ってこなかった（経験してこなかった）生殖補助医療による新たなリスクを子どもたちに負わせることの妥当性について、再考すべきであろう。また、わが国では、受精卵といった生殖物質の法的位置づけについての議論が十分になされていない。潜在的に子どもになる存在であり、人となる存在である受精卵は、人なのか、物なのか。それらがわれわれの生命の尊厳とどのような関係性を持っているのかといった、根本的な議論も不可欠であろう。

わが国での生殖補助医療の議論を見ると、根本的な議論から積み重ねるのではなく、個々の問題について現状追認をするか、成り行きの中でバランスをとっていく形の議論が多いように感じる。このような議論の仕方では、技術を求める者の主張に引っ張られやすくなるだろう。また、次々に新しい技術が開発される技術先行型の現代社会において、願いを叶える技術があるにもかかわらず、それを使わないという選択をし、それを差し止めることは非常に難しくなる。

生殖に関する問題は非常に難しく、明確な結論を現時点で筆者自身も示せるわけではない。本稿は、生殖補助医療の決定に対して発言権を持たない子どもの視点を通して、「人間の自然性」「自然の摂理」を踏み越えることの問題を羅列したに過ぎない。現在、厚生科学審議会生殖補助医療部会で法制化に向けての審議が続けられている。おそらくその他の様々な場においても今後も引き続き議論が重ねられるであろう。その際に、ある意味で真の当事者ともいえる「子ども」の権利という視点、そして「生命の尊厳」並びに「人間の自然性」そして多様性によって支えられている生態系といった問題について、改めて検討されることを強く希望する。

われわれはこのまま進んでもよいのだろうか。このまま転がっていくのだろうか。われわれは、既に「滑りやすい坂道」を転がりはじめているという認識を持って、次の世代に対してどのような社会を残すべきか、超長期的な視野から考えなければならない。そして、その検討において、「子どもの権利」という視点は、われわれに自然そして生命の尊さを気づかせてくれるだろう。

注

（1）『新女性医学大系一六　生殖補助医療』（中山書店、一九九九年）を参照。
（2）唄孝一「人工生殖について思ってきたこと」（『産婦人科の世界』五二、増刊号、二〇〇〇年、一五六―六九頁）。とくに一五七頁。
（3）中村恵「生殖補助医療をめぐる問題」（『現代医療のスペクトル―フォーラム医事法学Ｉ』二〇〇一年、一四四―六六頁）。
（4）日本弁護士連合会「生殖医療技術の利用に対する法的規制に関する提言」（二〇〇〇年三月）一三頁。
（5）同、一四頁。
（6）Roe v. Wade, 410 U. S. 113, 1973.
（7）白井泰子「心身障害に関わる先端医療技術と倫理」（『発達障害医学の進歩〔二〕』一九九〇年、九八―一〇三頁）。とくに一〇一頁。
（8）日本弁護士連合会、前掲、一五頁。
（9）水野紀子「人工生殖と家族と法」（『神奈川大学評論』三二、一九九九年、七二―八頁）。
（10）広沢明『憲法と子どもの権利条約』（エイデル研究所、一九九三年）。

（11）「子どもの権利に関する条約」の訳文は、国際教育法研究会の仮訳に基づいて、永井憲一・中山和久が訳したものによった。『日学双書一六　子どもの人権を考える』（一九九二年、九一―一〇八頁）を参照。
（12）石井美智子「未出生の子の保護」（『講座・現代家族法　三』日本評論社、一九九二年、八七―一〇三頁）。
（13）実際に顕微授精を行った経験のある産科医から筆者が直接伺ったもの。
（14）NHK、ETV二〇〇一「シリーズ　いのちの操作はどこまで許されるか」（二〇〇一年七月二十三日放送）。
（15）松嶋由紀子「人工生殖をめぐる法律問題　―国際的再審議論の視点から―」（平成五年度科学研究費補助金総合研究［A］研究成果報告書『生殖医療における人格権をめぐる法的諸問題』、一九九四年、一四七―六三頁）。
（16）養子と里親を考える会編『養子と里親　―日本・外国の未成年養子制度と斡旋問題』（日本加除出版、二〇〇一年）。
（17）三木妙子「イギリスにおける人工生殖をめぐる法的状況」（『家族と医療―その法学的考察』弘文堂、一九九五年、三五四―六八頁）。
（18）L. B. Andrews, J. E. Fullarton, N. A. Holtzman, et al. (eds.), Assessing Genetic Risks: Implications For Health and Social Policy. National Academy Press, Washington, D. C., 1994.
（19）竹内一浩・永田行博「着床前診断の現状と将来」（『医学のあゆみ』一七四、一九九五年、二二四―七頁）。
（20）白井泰子「受精卵の着床前診断に内在する倫理的・社会的問題の検討」（『精神保健研究』四一、一九九六年、六一―九頁）。
（21）「〈クローン〉赤ちゃんづくり計画公表のザボス教授に聞く」（『毎日新聞』二〇〇一年二月一日付）。

掛江直子

第8章　生殖医療における自己決定とは
――フランスにおける生殖補助技術への規制――

はじめに

人は生殖に関して何を自己決定できるのか。一見すると答えることが容易に見えるこの問いは、生殖補助医療技術を利用して、という条件が付されるや否や、複雑な様相を見せはじめる。そうした複雑な問いに対して本稿が以下で提示しようとする提案は、直感的には受け入れやすいと思われるが、哲学的には論証が困難である。だが、そうした困難は、この技術がある事態を可能にすることを通して別の何事かを覆い隠してしまうところに由来するのかもしれない。本稿では、フランス生命倫理法における生殖補助技術への規制の内容を眺めながら、この技術が私たちに問いかける問題を倫理学の観点から考察してみたい。

以下では、まず、生命倫理法の特色を医療政策の観点から解説する（第1節）。そして、様々な生殖補助技術へのこの法の規制について、カップル間での生殖補助技術の利用（第2節）、第三者からの配偶子や胚の提供（第3節）、代理懐胎（第4節）、出生前診断、着床前診断（第5節）といった分類に従って順次、考察する。そこでは、生命倫理法の諸規定が依拠している理念や諸観念が明らかにされ、それらの射程が倫理学の観点から検討される。その作業の過程で、私たちの常識のいくつかはその自明性が問いに付されることになろう。そして、生殖における自己決定権についていくつかの問題提起がなされる。

1　人体尊重の一般原理と公序原理

一九九四年、フランスは、人格の尊厳（la diqnité de la personne）の保護と科学技術の発展との調和を図ることを目的として、民法典、保健医療法典、刑法典等の改正および規定新設を内容とする三つの法律を制定した。(1)いわゆる生命倫理法がそれである。現代における人体およびその一部の道具化や商業化の波に抗して、人体の法的地位を初めて明確に規定したという点において、この法律は他に類を見ないものである。そこには、生殖補助技術が惹き起こす法的・倫理的問題に正面から対処しようとするフランス社会の真摯な姿勢がうかがえる。

先端医療技術の臨床応用を規制する方法は二つに大別されるといわれる。一つは、個人のプライバシー権の尊重から出発し、当該技術の利用の是非は専門家のガイドラインに委ねるという方法（private policy）。いま一つは、人権尊重の原則から出発して、公共の秩序を重視し、法律によって技術利用の是非を規制しようとする方法（public policy）がそれらである。(2)この二分法に従うならば、フランスは後者の方式を選択したといえる。そこでは、人体尊重（Du respect du corps humain）の一般原理から出発して、生殖補助技術の臨床応用が法律によって厳格に規制されている。まず、この一般原理について民法典は次のように規定している。「この法律は、人の優越性を保証し、その尊厳へのあらゆる侵害を禁止し、および人をその生命の始まりから尊重することを保障する」（人体尊重法第二条／民法典新第一六条）。このような一般原理は、その系として、（ア）各人はその身体を尊重される権利を持つ、（イ）人体は不可侵である、（ウ）人体、その構成要素、その産物を財産権の対象とすることはできない、という三つの原則を伴っている。このように、個人の権利を一般原理の形で理論化し、そこから実務的帰結を引き出すという手法は、フランス法の伝統に沿うものであるとはいえ、「人体の尊厳」という倫理的な指導原理によって生殖補助技術を含めた先端医療全般を包括的に規制するというのは、やはり独自なものである。また、公共の秩序の重視という点についても、いわゆる強行規定が法律の中に盛り込まれるという形で具現されている。人体に関する民法上の諸規定は「公序にかかわるものとする」（人体尊重法第二条／民法典新第一六条の九）という規定がそれである。つまり、公共の秩序に反する行為は、個人の意思や自己決定の如何にかかわらず規制されるというのである。そこでは、一見すると、個人のプライバシーの尊重と人体尊重の原理は対立し、公共の秩序は個人の自己決定権を否定しているかのように見える。

しかし、生命倫理法の生殖補助技術への規制を、単に、個人の自己決定権の尊重かそれとも公共の秩序の重視か、といった二項対立によって理解するのは早計である。なぜなら、そのような理解によって、個人の自己決定権にとって決定的に重要な問いが立てられる余地が失われてしまうからである。自己決定権というとき、そもそも誰が何について、どこまで自分で決定してよいのかという事柄は必ずしも自明ではない。個人の自己決定権が内包しているこのような根本的曖昧さに目を向けるとき、私たちは、生命倫理法の中に、自己決定とは何かに関するフランス独自の理解を見出すことができるだろう。フランスとて、生殖は個人のプライバシーに属し、そこでの自己決定は個人の権利として尊重されねばならないと考えることはいうまでもない。しかし、そのような権利の行使に当たっては、公共の秩序の制約を受けざるを得ない、と考える。そこには、自己決定の主体、対象、範囲を、実質的に決めるのは、社会的なコンセンサスであるという理解がある。生殖補助技術の利用について、それがどこまで容認されるかの範囲をまず社会が決め、個人は、その範囲内で、利用するか否かを決めることができるというのである。それゆえ、個人の自己決定権の尊重と公共の秩序の重視は必ずしも矛盾しない。そこには、個人を独立したアトム的な存在と考える伝統と、個人を家族や社会によって規定されたものと見なす伝統の違いを見出すことができるかもしれない。そして、後者の伝統からすれば、前者における自己決定権は単なる抽象でしかない。実際、フランスでは、生命倫理法の立法化作業の当初から、補助生殖技術をめぐる諸問題が「社会全体に関わる根本問題である[3]」ことが強調されてきた。また、その過程では「社会的コンセンサスの探求」が何よりも重視されてきたという指摘もある[4]。以下で生命倫理法の規制内容を検討し、そこでの疑問点を挙げてみる。実は、生命倫理法は多くの点で、哲学・倫理学的な考察を喚起するものなのである。

2　カップル間での医学的に介助された生殖

生殖補助技術が仲介する精子と卵の出合いと生命の誕生は、カップルの自然な性交渉によるものではないがゆえに、一般に人工生殖と呼ばれるが、生命倫理法はそれを「医学的に介助された生殖（procréation médicalement assistée）」（以下では単に「介助生殖」と略記する）と表現している。こうした表現は立法化の過程で慎重に選び取られたものだが、このことが既に、生殖補助技術そのものに対するフランスの考え方の一端を物語っている。すなわち、生殖補助技術の適応は不妊治療を目的とした医療行為であり、自然の生殖をよりよく実現するための協力行為である、というのである。[5] こうした観点から何よりもまず、介助生殖への規制の基本的姿勢が打ち出される。「生殖への医学的介助は一組の男女の親になる要求に応えるために行われる」（移植生殖法第八条／保健医療法典新第Ｌ一五二条の三）。カップルが「医学的に診断されている不妊症」（移植生殖法第八条／保健医療法典新第Ｌ一五二条の二）の治療のために、この技術を利用することは容認され、胚移植に先立つ生体外での胚の作成[6]も、こうした目的の範囲内で容認される（移植生殖法第八条／保健医療法典新第Ｌ一五二条の三）。この場合、カップルが「生きていて生殖年齢に」あり、「少なくとも二年以上の共同生活をした証拠を提出すること」（移植生殖法第八条／保健医療法典新第Ｌ一五二条の二）さえできれば、法律婚か事実婚かは問わない。ただ、他の諸外国に比べて厳格なのは、同意の確保に関する条件である。要求するカップルには、医師との面談が義務づけられ、法の定める諸項目が確認された上で、「事前の書面による承諾」が求められる（移植生殖法第Ｌ一五二条一〇）。

ところで、生殖補助技術の利用の是非は、個人の「子を持つ権利」はどこまで認められるべきか、そしてそれが一定の制約を受けざるを得ないとするならば、その根拠は何か、という観点から議論されることがある。これについては、大きく分けて二つの考え方が可能である。一方で、「家族を形成する権利」や「科学技術の恩恵を享受する権利」（世界人権宣言）を根拠として、個人の「子を持つ権利」を最大限に尊重すべきだという考え方。[7] 他方で、生まれてくる「子の利益や福祉」を根拠にして、個人の子を持つ権利を制約することが正当化されるという考え方がそれである。前者の考え方に立つならば、第三者の関与する生殖はもとより、不妊治療以外の便宜的目的での生殖補助技術の利用が広く容認されることになり、後者のそれに立つならば、この技術の利用が厳格に制限されることになろう。フランスの考え方はいうまでもなく後者である。だが、少し注意が必要である。確かに、カップル間での介助生殖が法的にも倫理的にも容認されるのは、彼らの「子を持つ権利」が尊重されるからではない。それどころか、フランスでは、子を持つ権利（droit à l'enfant）は存在しない。[8] しかし、それは、個人の子を持つ自由そのものを否定するということでもない。そうではなくて、子を持つか否かの個人的自由はあるが、その自由は、一つの権利の行使として生殖補助技術を利用するところまでは及ばないと考えるのである。

このような考え方が端的にあらわれるのは、独身女性、同性愛のカップル、閉経後の女性が便宜目的でこの技術を利用しようとすることに対するフランスの対応であり、寡婦がいわゆる「死後生殖」を行おうとすることに対するそれである。こうした人びとが生殖補助技術を利用して子供を持とうとすることを、フランスは認めない。養子を迎えるという選択肢が残されている以上、子を持つか否かを決める彼らの自由は必ずしも侵害されることにはならないと考えるからである。それでは、養子以外の方法によって独身者等が親になることを否定するのは、一体どのような根拠から正当化されるのだろうか。

一般に、生殖に関する自己決定は、個人がどのような家族観を選択するかという問題であるともいえる。近年の家族形態の多様化や家族が果たす社会的機能の変化を視野に入れれば、生殖補助技術を利用して子を持ちたいと願う者の一部に対する規制は、一見すると個人の家族を形成する権利を著しく制約するものだと見えるだろう。確かに、個人が子供を持つか否か、あるいはいつ何人の子を持つかという選択は、個人のプライバシーに属する選択である。にもかかわらず、フランス社会が、家族観の選択を個人の自己決定に委ねないのには理由がある。なぜなら、「一人の父と一人の母を持ち、二人の親に養育される[9]」という条件のもとで初めて、子の利益や福祉は最もよく保護されると考えるからである。このように「子の福祉」は、フランスにおいては生殖補助技術への規制を正当化する、隠れたしかし重要な根拠になっている。そこでは、人体尊重の原理が生まれてくる子に対しても適用されていると解釈することができるだろう。差し当たり、私たちは次のようにいうことができるだろう。親になる要求は、生まれてくる生命への責任に包摂される。このことは、カップルが第三者から配偶子や胚の提供を受けて介助生殖を行おうとすることに対する生命倫理法の規制を検討するならば、一層明確になる。

3　第三者の関与する医学的に介助された生殖――配偶子と胚の提供――

生命倫理法は、第三者から配偶子や胚の提供を受けて行われる医学的介助について、男女カップルの間での医学的介助による生殖が不可能である場合の「最終的な適応」（移植生殖法第八条／保健医療法典新第L一五二条の六）として、これを容認している。その場合、依頼するカップルは、そのような介助生殖について「裁判官または公証人に対し事前に承諾を与えなければならない」（移植生殖法第八条／保健医療法典新第L一五二条の一〇）。従来、カップルの生殖に第三者が関与することの是非を問う議論においては、生まれてくる子の法的地位や、子の福祉をいかに法が保障するかといった点が指摘されてきた。当然ながら、生命倫理法も、これらに対して入念な手当を施している。まず、配偶子や胚の提供者と生まれてくる子との間の親子関係については、「その提供者およびその生殖により生まれた子との間にはいかなる親子関係も生じさせることができない」（人体尊重法第一〇条／民法典新第三一一条の一九）。そのことを、カップルは「裁判官または公証人に事前に承諾を与えなければならない」（人体尊重法第一〇条／民法典新第三一一条の二〇）としている。これらの規定により、第三者の精子提供による人工授精を承諾した夫あるいは男は、嫡出否認の訴えが不可能になる。ちなみに、第三者の卵子提供による体外受精および胚移植から生ずる親子関係については、生みの母が法的母であるというフランスに従来からある考えが踏襲されている。このように、生命倫理法が親子関係の法的整備にとどまらず、判事や公証人の面前での同意付与の義務という規定を設けているのは、精子提供による人工授精に父を拘束し、胚の受け入れにカップルを拘束するのでなければ、生まれてくる子の福祉がよりよく実現されないと考えるからである。

司法当局による個人の生殖へのこのような関与は、他の諸外国に見られないフランス独自のものである。これについては、なぜカップルによる「事情知悉《ちしつ》の上での同意（consentement éclairé ou informé）」だけで十分ではないのか、が問われるかもしれない。だが、私の見るところ真の問題はそこにはない。むしろ、生殖補助医療における諸決定はカップルの同意にのみ基づいてなされるべきだ、とする従来の考え方そのものが問いに付されているように私には思われる。確かに、第三者の関与する介助生殖において関係当事者とされるのは、（医療従事者を除けば）いま現在この世に存在しているカップルであり配偶子や胚の提供者である。だが、彼らが承諾し自己決定しているのは、提供や受容そのものではなく、実質的には、やがてこの世に到来する生命の誕生である。その意味で、生まれてくる子は、カップルや提供者による自己決定に内在的な関わり方をしている。あるいは、生殖に関する個人やカップルの自己決定は、実はいつも既に自己の他者についての決定であるといえるかもしれない。もちろん、こうした考え方に対しては、カップルや提供者が決定しているのは、彼ら自身だけに関わること、すなわち彼ら自身の幸福の追求にすぎず、家族を形成する権利や科学技術の恩恵を享受する権利を行使しているにすぎない、という反論も可能だろう。しかし、それが医学的に介助されたものであるか否かを問わず、およそ生殖という事柄において、親と子の権利や利害の線引きがそれほど簡単にできるものなのだろうか。おそらくそうではあるまい。

介助生殖は、カップルの親になる要求に応えてなされるものである。だが、その決定が子の福祉どころか存在そのものに直接影響を及ぼすのだとすれば、介助のあらゆる様態が、そして第三者が関与する場合には、あらゆる関与の様態が、親になる要求にのみ基づいて正当化されるものでは決してない。たとえカップルが同意していたとしても、それらの諸様態は子の福祉の観点から大きく制約されねばならないはずである。しかし、子は自らの福祉への権利を主張することができない以上、彼に代わって社会がそれを保障してやる必要がある。第三者の関与する介助生殖に判事や公証人が関与する意味は、このように要約できるだろう。おそらく、ここでは生殖についての私たちの考え方の枠組みそのものが変更を迫られているのだろう。子は、現時点で存在していないという理由からのみ無視され、それゆえ無力であるが、生殖におけるもう一人の主体である。介助生殖に関する個人やカップルの自己決定の権利とは、沈黙している無力な他者に対する倫理的責任であり、そこでの自己決定は主体的行為であると同時に、いつも既にどうしようもなく受動的である。従来、私たちは生殖における自己決定の問題を、親の観点からのみ眺めてきたが、むしろ逆に、真の主体は生まれてくる子であるべきだと考えてみるべきなのかもしれない。もとより、その存在すらも確定されていない者に権利や責任を認めるべきだという考えは、従来の思考の枠組みからすれば〝法外な〟逆説である。また、生命倫理法の立法化の過程でこうした見解が直接示されたわけではない。しかし、第三者の関与する介助生殖は、生殖そのものに対するいま一度の反省と視点の根本的転換を私たちに促していることだけは確かである。

ここで再び生命倫理法に立ち戻り、第三者の関与の様態に関する規制内容を検討してみる。生命倫理法は、「人体の構成要素および産物の譲渡および利用」が、人体尊重の原理による制約を受けるとしている（移植生殖法第二条／保健医療法典新第L六六五条の一〇）。それゆえ、配偶子や胚の提供と受容に対しては厳格な規制が設けられている。まず、これらの提供は〝カップルからカップルへの善意の贈り物〟であるという理念が大前提になっており、養子制度の一種とも理解することができる。配偶子提供については、その提供者は「子をつくったことのある一組の男女の一方でなければならない」（移植生殖法第一〇条／保健医療法典新第L六七三条の二）と限定され、提供者だけでなくその配偶者の書面による承諾が必要になる。胚提供については、保存期間を五年と限られている余剰胚の利用が、これもカップルの書面による承諾があれば容認されている（移植生殖法第八条／保健医療法典新第L一五二条の四）。他方で、配偶子の受容には、カップルの書面による承諾が必要とされること、同一提供者の配偶子を使用して五人以上の子を出生に至らせてはならないことなどの条件が付けられる（移植生殖法第一〇条／保健医療法典新第L六七三条の二、四）。胚の受容は、さらに厳格である。ここでも裁判所の関与が義務づけられている。判事が提供カップルと受容カップル双方の書面による承諾を取りつけるとともに、受容カップルが第2節で述べた介助生殖の要件を満たしているかの確認を行い、カップルの家庭環境などの調査を行うことになっている（移植生殖法第八条／保健医療法典新第L一五二条の五）。

だが、配偶子や胚の提供と受容に関してフランスが最も重視するのは、「匿名性」と「無償性」の保持である。生命倫理法は、配偶子や胚の提供について「匿名性の保持」を義務づけている（移植生殖法第八条／保健医療法典新第Ｌ一五二条の五および移植生殖法第一七条／保健医療法典新第Ｌ六七五条の一一）。匿名性の原理は、献血や精液提供に関する規定が確立されて以来のフランスの伝統に沿うものであり[10]、また提供者のプライバシーの保護という観点および提供者と子の親子関係の遮断という意図からすれば妥当な規定といえるかもしれない。しかし、ここでも、今この世に存在している者の権利が、やがて到来すべき者の権利に優先していることに私たちは気づかされる。これまで述べてきたことと照らし合わせるならば、この原理は「子が自らの出自を知る権利」に反するのではないか、という批判が可能であろう。子の福祉を重視するならば、必然的に、子の福祉とはそもそも何であり、子のためになる・ならないは何を基準にして決まるのかという事柄が真剣に議論されねばならないはずだからである。その際、経済的および知的要因等から構成される養育環境を別にすれば、まず問題になるのは、子が自らの出自を知る権利であろう。子自身のアイデンティティに深く影響を与える点を考慮すれば、匿名性保持の規定はやはり何らかの形で見直されるべきであろう。配偶子や胚の尊厳の保護が、それらが生み出す生命の尊厳を侵害することになる、という逆説がここにはある。

生命倫理法は、また「無償性」の保持を義務づけてもいる。「自己自身に対する人体実験、自己の人体の構成要素の摘出または自己の産物の採取に同意したものに対しては、いかなる報酬も与えてはならない」（人体尊重法第三条／民法典新第一六条の六）と述べ、「いかなる形態であれ、胚を提供した男女に報酬を支払ってはならない」（移植生殖法第八条／保健医療法典新第Ｌ一五二条の五）と規定している。そして、対価と引き換えの配偶子や胚の取得に対しては、刑法典の中に新たに「生命医学倫理に関する罪」[11]を創設し罰則を設けた（人体尊重法第九条／刑法典新第五一一条の九および一五）。これらの諸規制の根拠になっているものは第1節で述べた「人体、その構成要素およびその産物は財産権の対象としてはならない」（人体尊重法第三条／民法典新第一六条の一）という原則である。一部の国で見られるような配偶子や胚の商品化を、そして〝子供はお金によってつくるもの〟という価値観を「人体の尊重」という根拠から断固として拒否するという、フランスの姿勢を私たちはここに見出すことができるだろう。

しかし、これについては次のような反論が可能であろう。有償の提供はダメだが無償のそれならよいという場合に、そもそもそうした議論が成立するためには、社会は個人の身体やその産物の処分の仕方について干渉することができる、という了解が前提とされている。しかし、これは従来の私たちの常識に反するのではないか。個人の身体とその産物は、彼の所有物、それも彼に固有の最初の所有物といえる以上、他人に危害を与えないなら、本来、その人の自己決定に委ねられるべきもののはずだからである。事実、先に述べたように、生命倫理法は、配偶子や胚を提供するカップルに「事前の書面による承諾」を要求している。たとえ無償の譲渡であれ、提供者の承諾が不可欠とされるとき、そこでは、これらが何らかの形で彼らの所有物と見なされていることは否定できないはずである。だとすれば、それが人体というだけで、社会があらかじめそれに関する個人の自己決定権を制約することができるということが、どのような根拠から正当化できるのかが十分に納得できないのである。要するに、身体とその産物等がその尊厳を尊重されねばならないということの意味が、言い換えれば、生命倫理法の公序規定はどのような形で個人の身体に関する自己決定権を制約するのかということが問われねばならない。この点について、今度は第三者の関与する介助生殖の一形態である代理懐胎を取り上げて、さらに考察してみる。

4　代理懐胎

同じく第三者が関与する生殖への医学的介助でも、多くの社会が容認しないものがある。代理懐胎、いわゆる代理母や借り腹がそれである。生命倫理法も、「他人のための生殖または妊娠を目的とする契約はすべて無効とする」（人体尊重法第二条／民法典新第一六条の七）とし、代理懐胎の斡旋や営利目的での代理懐胎を罰則付きで禁止している。フランスでは独身者や同性愛者による便宜目的での利用はいうまでもなく、この方法が子を持つための唯一の手段であるようなカップルが、不妊治療の一環として代理懐胎という手段を利用することも容認しないのである。たとえ無償の善意からの行為であっても、そのことに変わりはない。だが、第三者による配偶子や胚の提供が条件付きながらも容認されるのに、第三者からの身体（子宮）の提供がいかなる形でも容認されない根拠とは一体何なのか。

代理懐胎が人間の身体の手段化および財産化と解釈され、そして場合によっては貧困層やマイノリティの女性への搾取を招き寄せる恐れがある以上、第1節で述べた人体尊重の一般原理およびその系の原則から代理懐胎が禁止されることは明らかである。だが、搾取の禁止といった根拠だけならば、法制度の整備によって代理懐胎は正当化され得るともいえる。たとえば、代理母を希望する女性の社会的・経済的地位を保障し、合法的非営利団体が仲介をするなどすれば、社会が彼女の自己決定を制約する必要はなくなるはずなのである。また、それは不妊のカップルにとっても有益な効果をもたらすだろう。それだけではない。搾取の禁止といった根拠だけでは、母や姉妹などの近親者が無償で代理懐胎を請け負うことを規制する根拠としては不十分である。それゆえ、商業的であれ無償であれ、代理懐胎そのものを規制しようとするならば、何か別の道徳的根拠が必要になるはずなのである。

生命倫理法が代理母契約を無効とする道徳上の根拠としては、既に次の二点が指摘されている。子を取り引きの対象[12]としてはならないという観念と、妊娠出産を報酬付き労働と見なすべきではないという観念がそれである。前者については、人体尊重の一般原理およびその系の原則を、子に適用したその帰結として十分に納得できるものである。また後者についても、妊娠出産は、子を持ちたいと願う人びとに対するサービスの提供ではなく、その尊厳を尊重されるべき人間生命を生み出す行為であるという点を考えれば理解できるだろう。これらはいずれも、生まれてくる子の立場を考慮した社会道徳上の要請である。さらに、代理懐胎が子の奪い合いや引き取り拒否といった事態を引き起こす可能性を否定できないことをも勘案すれば、代理懐胎が女性の身体に関する自己決定権を根拠にして正当化できるという主張に対して、子の福祉への権利は女性の身体に対する自己決定権を制約する根拠として十分である、と反論することは有効であろう。さらに、こうした主張が援用する他者危害の原則についても、生まれてくる子は既に潜在的犠牲者であるということによって反論することができるだろう。

しかし、たとえそうであったとしても、現在、この社会の中に実存している者の現実的権利はいまだ存在しないものの潜在的権利に優先し得る、と再び反論することは可能である。これに対しては、前者の現実的権利すなわち女性の身体に関する自己決定権の妥当性そのものを問いに付すことによって応えることができよう。人体尊重の原理はここでもその効力を発揮するように思われる。まず、代理懐胎は、通常の妊娠出産と同様に、四十週にわたる身体的労苦とリスクを第三者に課す。このことだけでも、身体の尊厳が侵害される、といい得るかもしれない。第1節で述べたように、生命倫理法は、人体の法的地位に関する民法典上の規定を公序に関わるものとすると規定している。一般に、公序に関する倫理的規定とは、婚姻秩序と親子関係の道義をいうが、生命倫理法は人体尊重をこれらに付け加えた。このことは次のように言い換えることができるだろう。人体に対する一部の行為は、たとえ本人が同意した上での決定だとしても、その人の「人体を尊重される権利」を傷つけると見なされるならば、社会はそのような行為をその人の自己決定に委ねない、と。代理懐胎について言えば、代理母になることを自己決定した女性は、その決定を通して、自分自身の身体が尊重される権利が侵害される恐れが生ずることになり、それゆえ代理母になるか・ならないかの選択を社会は彼女の自己決定に委ねないのだ、といえよう。この場合、女性の身体の尊厳に対する侵害は、単に物理的なそれにとどまらない。

「人体は人格が受肉したもので、人間の本質の一部であり、それにふさわしい尊重を受けなければならない」[13]。生命倫理法の立法化過程では、このような身体と人格の一体性という考え方が既に主張されている。この一体性は、哲学的な観点からさらに次のように敷衍《ふえん》することができるだろう。私が身体を持った存在であるということは、私が身体を手段や媒介として自己実現を果たすという事実だけには汲み尽くせない意味がある。私と私の身体との間には、「受肉」としかいいようのない親密で強い結びつきが存在している。その意味では、私は私の身体を持つのではなく、私は私の身体である、といえる。それゆえ私の身体に対して加えられる危害は、私そのものに対するそれである。このことは、医療一般の文脈にまで押し広げられるならば、より理解しやすいかもしれない。医療が対象としているのは、疾患の物質的様態そのものではなく、疾患を抱えた患者その人である。このように、私と私の身体の間に存在する「受肉性(incarnation)」が、私の身体という概念の根底に横たわっていると考えるならば、代理懐胎という行為において進行するのは、女性の身体が単なる道具や手段へと転化されるという事態だけでなく、そのことを通して、彼女の人格性そのものが彼女自身により否定されるという事態である。たとえ自発的になされたものであっても、人格の尊厳を否定する行為は許されない。西欧に伝統的なこのような考えを、やはり生命倫理法も踏襲しているのである。

身体を人格そのものと見なすという生命倫理法の理念は、その効果としてもう一つの哲学的問題を提起する。前節末尾で示唆したように、個人は自己の身体について自己決定できるという従来の考え方について、その自明性が改めて問いに付されるのである。私は私の精神と身体の所有者である、ということそれ自体は生理感覚に由来する、ある意味で常識的な観念である。また、所有権の権原に関するロック以来の労働説に拠れば、私は私自身の（精神と身体の）所有者であるということは、私が自分以外のあらゆる物件について所有権を主張する際の根拠となってきた。自己所有があらゆる所有権の根拠である、このような図式がそのまま踏襲されるとき、その出発点としての、私の身体は私の最初の私有財産であり、その所有権・処分権は私にあるという観念の妥当性については何の疑いも持たれないだろう。たとえば、身体に関するあらゆる決定を正当化しようとするアメリカ流の自己決定還元主義がその根拠としてしばしば援用するのは、このような自己所有の自明性である。だが、そもそも私にとって私の身体は、私がそれを所有し自由に処分できる権利を持っていると主張できるような、私にとっての客体に過ぎないのだろうか。「身体の人格性」という観念を踏まえるならば、私は私の身体を持つといえるとともに、私は私の身体である。私と身体との関係を、単に所有主体と所有される対象の関係と見なす考え方は、実は、そのように見なしてもかまわないという一つの約束事であるにすぎない、という疑いも成り立つはずである。そして、自己所有の原理をこのように規約主義的に解釈してみることは、私たちに、この原理の自明性を相対化し、この原理が妥当する範囲への反省を可能にしてくれる。代理懐胎への規制に話を戻せば、個人の自己決定権を尊重する視点からしばしばなされるような反論、すなわち、なぜ社会は、その人だけのもの、すなわち彼女以外の誰の所有物でもない彼女の身体が尊重されないという事態を放って置けないのか、という反論はその成立基盤を失うだろう。彼女が身体を所有しているということの意味そのものが問いに付されるからである。

私の身体は、私のものであるがゆえに、逆説的にも、私の自由にならない存在となる。それゆえ、代理懐胎については有償による提供か無償によるそれかが問題になるのではない。私は私の身体であるからこそ、それを提供する自己決定権を持つということそれ自体の妥当性が問いに付されるのである。

5　出生前診断、着床前診断

生命倫理法は、生殖への医学的介助は、不妊治療という目的だけでなく「子供を特に重い疾病の伝染から免れさせる目的も有する」（移植生殖法第八条／保健医療法典新第L一五二条の二）としている。つまり、先天異常の発見を目的とした狭義の出生前診断と着床前遺伝子診断も、生殖医療の一環であるということになる。そして、実施施設の厳格な規制を行うなどの条件付きで、これらの診断を受けるか否かを個人の自己決定に委ねている。まず、出生前診断は「子宮内の胚または胎児の特に重大な疾患を発見することを目的とする医療行為」（移植生殖法第一二条／保健医療法典新第L一六二条の一六）と定義される。

そこに予防や治療という言葉が見出されない以上、選択的中絶を前提とした診断をも法律は容認していると見るべきである。事実、「診断時に生まれてくる子がほぼ不治であると認められる特別に重大な疾患にかかっている可能性が高い」（移植生殖法第一三条／保健医療法典新第L一六二条の一二）場合には、そのことを理由にした選択的中絶が容認されている。一方、体外の胚から採取された細胞に対する着床前遺伝子診断については、「疾病の検査並びにそれを予防し及び治療する手段」（移植生殖法第一四条／保健医療法典新第L一六二条の一七）として「例外的にのみ」、これを容認している。その場合、カップルの書面による承諾や実施施設の制限以外にも、法の定める診療施設の医師が「その家族の状況から不治と認められる特別に重大な遺伝性の疾患にかかっている子を産む可能性が高いことを証明しなければならない」などの条件が付されている。

これらの診断を社会が容認することについては、それが生命の質の選別につながる恐れがあるという指摘がしばしばなされてきた。生命倫理法は「人の選別の組織化を目的とするあらゆる優生学上の行為は、これを禁止する」（人体尊重法第三条／民法典新第一六条の四）と規定することによって、このような批判をかわすことに成功しているかのように見える。確かに、狭義の出生前診断や着床前遺伝子診断を受けるか受けないかは、強制ではない。あくまでカップルの熟慮と同意に委ねられている。しかし、ここには少なくとも二つの考慮すべき点がある。第一に、彼らの決定はどこまで自由であり得るかという点である。診断の対象となる疾患や先天異常についての十分な情報の提供とカウンセリングは、彼らの自由な決定にとって必要不可欠だが、それをどのような形で確保するかについては、この法律は明確に規定せず医師の裁量に委ねている。第二に、これらの診断が優生学上の行為ではないといい得るためには、障害を持つ可能性が高いにもかかわらず生むという少数の個人の選択が保障されていなければならない。とくに「ほぼ治療不可能」であっても必ずしも死に直接結びつくとは限らない疾患の診断についてはなおさらである。仮に、そうした疾患に由来する障害を持つ者が安心して生きてゆけるための社会環境の整備が十分になされない状況のもとで、このような診断がカップルの自己決定に委ねられたならば、結局のところ、そこでは、障害を持って生まれてくるならば生まれてこない方がその子の福祉になるという価値観が再生産されるだけに終わる恐れがある。そのことを通じて社会は障害者の存在そのものを否定することになり、これらの診断は結果的に優生学上の行為と同じものになる可能性を秘めている。子の福祉を根拠として、生命を消去することが、その生命の尊厳を尊重することだという逆説が正当化される。それゆえ、カップルの自由な自己決定が尊重されているといいながら、そこには社会による不可視な優生学的強制が働いていると、生命倫理法を批判することはおそらく可能である。

幸福や福祉が存在を前提にする以上、存在しない方がその子にとって幸福である、というのは明らかに論理的に矛盾している。にもかかわらず、狭義の出生前診断や着床前遺伝子診断が上で述べた二点を考慮することなく容認されるとき、私たちは、生命倫理法の中に個人の自己決定に関するある種の誤解が密輸入されているのではないか、と疑ってみることができる。カップルの承諾があり、厳格な条件のもとで診断がなされさえするならば、それらをもって、生命の質の選別を含めたあらゆる自己決定が正当化できる、という考えがそれである。しかし、治療しないどころか生命の消去を前提として診断を受けることを自己決定するのは、自己決定権の濫用かもしれない。私たちは生命倫理法に反して、そのように問うてみることも可能なはずである。

結論

生殖補助技術は、子を持ちたいと願いながら子を持てない人びとに、子を持つ可能性を開いた。そのことを通して、私たちは、少数の人びとの権利を尊重すると同時に一部の人の欲望に歯止めをかけること、そして人間の尊厳を保護すると同時に科学技術の進歩発展を阻害しないこと、という克服困難なジレンマに直面することになる。こうした状況において、個人の生殖と身体に関する自己決定権を根拠にして生殖補助技術のあらゆる利用が正当化できる、という主張は、私たちにとって魅力的である。しかし、そこで前提とされている事柄、すなわち、人は自己の生殖と身体に関して自己決定できる権限を持っているということはそれほど自明なことなのだろうか。そもそも、生殖は個人の問題なのか、個人は自らの身体の所有者であるという根拠から、自己の身体に関するあらゆる自己決定が容認されるのか、そして胎児や胚は個人の自己決定の対象なのかということ自体が、改めて問われてよいはずなのである。にもかかわらず、個人の自己決定権の自明性が出発点とされ、社会に実存している様々な人びとの対立する諸要求と諸権利をいかに調停するかが論じられるとき、生殖と身体に関する自己決定をめぐる哲学的問いはその存在そのものが覆い隠されてしまう。生殖補助技術について誰が何をどこまで利用することを社会は容認するか、そしてどのような規制方式によってそれを規制するのが望ましいのか、といったような、この技術の社会受容上の諸問題に答えるためには、上記の哲学的な問いを改めて議論の俎上に載せるという作業から出発しなければならないように思われる。

生命倫理法は自己決定還元主義へのアンチテーゼである、といわれることがある。しかし、それは、単に公共の秩序の重視という観点から個人の自己決定権を否定しているという意味においてではなくて、その自明性そのものを問いに付しているという意味において理解されねばならない。生命倫理法を考察の対象とする本稿の立場は、このように要約することができる。生殖補助技術に関するこの法の諸規定は、人間の尊厳、生まれてくる子の福祉、身体と人格の一体性といった理念や観念に基づいている。つまり、生殖が個人の自己決定の領域というよりは生まれてくる子をも含めた家族のそれであることが、また、個人の身体はまさにその人の人格であるがゆえに、個人は身体を手段化したり財産の対象とするまでの決定権は持っていない、といった倫理的諸理念がこの法律を基礎付けている。生命倫理法をこれらの諸理念へと解体することを通して、本稿は、自己決定権の主体、対象、範囲に関する問題提起を行っている。しかし、その提案の一部は、たとえばこの世に未だ到来していない子に対する倫理的責任を根拠にして、生殖補助技術の利用に関するカップルの自己決定権が大きく制約されるべきだという提案は、おそらく直感的には受け入れ可能だが論証することは困難であるかもしれない。これについては、生殖におけるカップルの決定は子の利害と不可分であることを、その意味において子は未だ実存していなくても、彼らの決定の場に実は現存しているという見解を付け加えたい。未だこの世に到来していない他者への責任が、この世にある者の自己決定を制約するという、従来の思考の枠組みからすれば法外な企てを真剣に考えてみる必要があることを本稿は提案している。

ところで、これまで述べてきたような生命倫理法を、私たちはどう評価すべきだろうか。まず、個々の生殖補助技術を個別的に規制するのではなく、一般的原理によって包括的に規制するというやり方がどこまで成功しているかが問われることになろう。これについては、第三者の関与する介助生殖の諸様態、すなわち胚や配偶子の提供および受容から代理懐胎までが、人体尊重の原理とそれに付随する諸原則という同一の根拠によって整合的に規制される点がその成功例として挙げられる。その反面、この分野に特有の先端医療技術の進歩に柔軟に対応できるのかという懸念が残る。その場合、抽象的な一般原理による包括的規制という方式は、その解釈運用において、例外という形で諸々の先端技術の臨床応用を安易に追認してしまうという問題点をも含んでいる。次に、社会的コンセンサスとは何か、という問題が挙げられる。生命倫理法は、一九八三年の「生命科学と健康に関する国家倫理諮問委員会」の設立から数えれば十年余の歳月を費やしてようやく制定された。その過程で宗教的あるいは世俗的な様々な立場から意見が交換され、相異なる立場が最も妥協できる線を見出そうとした。この法律を社会的コンセンサスの具体化であると見なすならば、コンセンサスとは議論の妥協点である。そしてそれは暫定的なものであって、更新されるべき余地を残している[14]。それでは、コンセンサスの名のもとに明確な根拠なしに、多数者による少数者の圧制が正当化されていないか。フランスの社会的コンセンサスは、独身者等に生殖補助技術の利用を禁ずることが多数者による圧制にはならないことを子の福祉を根拠として正当化する。反面、狭義の出生前診断および着床前遺伝子診断を容認するという点においては、第5節で述べた不可視の優生学的強制を通して、少数者の自己決定を尊重しない危険性をも含んでいる。人間の尊厳という理念は、多数者の圧制に対する少数者の抵抗を正当化するという意義を持つ。しかし、生命倫理法は、逆説的にも、この理念が多数者による少数者への圧制を正当化してしまう恐れがあることを示してもいる。最後に、生命倫理法と同種の規制方式が、フランス以外の国、より具体的には日本でも採用可能なのかどうかを考えてみる必要があろう。本稿は、第1節で述べた二つの規制方式のいずれか、あるいは両者の混合形態を選択すべきかではなく、当該社会が生殖における自己決定について改めてその主体、対象、範囲を反省すべきことを提案している。フランスは、自己決定をめぐるこれらの難問を、一部の専門家だけの議論に委ねることなく、社会全体が正面から向き合った結果として、倫理的原理を根拠にした法律による規制という方式を選択した。フランスに倣うか否か以前に、私たちがこれらの難問を社会全体の課題として引き受け反省するとき、初めて適切な規制方式は定まってくるように思われる。

注

（１）三法とは、「人体の尊重に関する一九九四年七月二十九日法律第九四—六五三号」（以後「人体尊重法」と略す）、「人体の構成要素及び産物の提供及び利用、生殖への医学的介助並びに出生前診断に関する一九九四年七月二十九日法律第九四—六五四号」（以後「移植生殖法」と略す）、「保健の分野における研究を目的とする記名情報の処理に関する、並びに情報処理、情報ファイル及び自由に関する一九七八年一月六日法律第七八—一七号を改正する一九九四年七月一日法律第九四—五四八号」である。その制定の過程に深く関わった法律家の一人、ルノワールによれば、第一の法律は、倫理の指導的諸原理を宣言し、第二の法律は、これらの原理を基礎として、関係するいろいろな研究・医療行為を規律することを目的とする。そして第三の法律は、医師が治療のためではなく研究のために患者の医療情報を他に伝達する場合のデータベースの扱いに関するものである。

（２）A. L. Bonnicksen, Human Embryos and Genetic Testing: A Private Policy Model, in: Politics and the Life Sciences, 1992, 11: 53-62.

（３）一九八五年の政府主催のコロックにおける当時の司法相の発言。「この問題についての立法をどうするかはもちろん主権の存する議会が決することである。しかし、政府はその草案を準備する責任を負う。そして、そのためには、専門委員会を設立し検討を委ねるという方法もあるし、また特定の議員に調査を任せるという方法もありうる。しかしながら、ここで問題となっている事柄は社会全体に関わる根本問題である。それゆえ、専門家のサークルや議会の中で議論するだけではなく、広く公衆の前で議論がなされることが有益である」（大村敦志「フランスにおける人工生殖論議」（『法学協会雑誌』一〇九・四、一九九二年、六五四頁）。

（4）ノエル・ルノワール他「フランスにおける生命倫理立法の背景―フランスにおける生命倫理立法―」（『ジュリスト』一〇九二、一九九六年。以下、「ルノワール［一九九六］と略す）七〇頁。

（5）松川正毅「人工生殖に関する日仏共同アンケート」（『日仏法学』一八、一九九三年、八九―九〇頁）。

（6）生命倫理法は、胚の扱いに関して、産業・商業目的での胚の作成、そして実験・研究目的での胚の作成を罰則付きで禁止している（人体尊重法第九条／刑法典新第五一一条の一五、一七、一八、移植生殖法第八条／保健医療法典新第L一五二条の七、八）。

（7）たとえば、金城清子『生殖革命と人権』（中公新書、一九九六年）、および『生命誕生をめぐるバイオエシックス』（日本評論社、一九九八年）を参照。

（8）ルノワール［一九九六、七八頁］。Cf. Bacrie L. Azoux, Vocablaire de Bio ethique, P.U.F, 2000, 46-7.

（9）Scieces de la vie: De l'etique au droit, Documentation francaise, 1988. 通称ブレバン報告と呼ばれるこの報告書の内容は以下の文献に詳しい。小出泰士「フランス生命倫理政策の原理その2―〈ブレバン報告〉における〈人間の尊厳〉に関する諸問題」（千葉大学『生命・環境・科学技術倫理研究Ⅰ』、一九九七年、一二八―四二頁）。

（10）北村一郎「フランスにおける生命倫理法の概要―フランスにおける生命倫理立法」（『ジュリスト』一〇九〇、一九九九六年）一二一頁。

(11) これ以外にも、優生学的処置、第三者の関与する生殖補助医療における情報漏洩、そして産業・商業目的および研究・実験目的での体外受精や胚についての検査・実験などが列挙されている。

(12) ルノワール［一九九六、七九頁］。

(13) 橳島次郎「フランスにおける生命倫理の法制化」（三菱化成生命科学研究『Studies』一、一九九三年）三頁。

(14) 生命倫理法三法の中でも「移植生殖法」は「その施行後五年以内に、議会において再検討の対象とされる」（二一条）という規定がある。事実、一九九九年末の時点で、ヒト胚性幹細胞の樹立のためのヒト胚研究を認めることなどを柱とした報告書が政府に提出され、法改正案の作成が始まった。これについては別稿に譲りたい。

奈良雅俊

第9章　「生殖補助医療技術」に関する報告の問題点
——問題点の摘出と論点の整理——

はじめに

「生殖」医学をめぐる問題は多岐にわたり、そして歴史的・文化的背景の問題もあり、複雑である。わが国においては、既に長く妊娠中絶と不妊治療の問題として、現実に進行してきた。これらの問題は欧米では極めて鋭い対立のもとで議論され、依然として進行中であるといえよう。今日、さらに問題がこの「生殖医学」に集中してきているのは、まさしく研究の焦点が人間に向かい、それがすべて産科婦人科の医師たちの手を介さなくてはできない状況にあるからである。本書の別の論攷でとりわけ扱われているような、クローン問題、ヒト胚性幹細胞の問題、ヒトゲノム解析計画の問題などである。これらの研究はヒトを対象にしない限り、生物学の領域の問題であり、理学部、農学部あるいは工学部などの研究者たちが中心となる。その場合、研究上の問題として、最近問題となっている「動物倫理」が新しく課題になってくるだけともいえるだろう。実際、ヘルシンキ宣言[1]は、ヒトを対象とする研究に関しては本来、動物実験を積み重ね、かつ文献的な精査を重ねることを前提にしている。いわゆる「人体実験」に関してはヒトという種における動物との種差を前提として、その種差による相違を確認することに限られているといってもよいだろう。たとえば、ロスリン研究所のクローン羊ドリーの例はまさに農学者の研究領域から遺伝学の常識への新しい問題の提起であった[2]。

このような中で、日本でも本来の「生殖医学」に関わる問題として、中絶、不妊治療を中心とした議論が数年来、一挙に焦点になってきたが、これはこれまで「野放し状態」であったがゆえに当たり前のことといえる。「非配偶者間人工授精」の実施とその「一般化」は一九七八年のルイーズ・ブラウンの名前に象徴されるイギリスの「体外受精」に始まり、日本における「体外受精[3]」も一九八三年に東北大学医学部で第一例が行われた。さらに九〇年代になって普及した「顕微授精」が急激に進行していることにも注意しなければならない。その過程でいつも抜け落ちてきたのは、「子供の地位と権利」の問題であったことも忘れてはならない[4]。それが、「生殖医学」の問題に関する議論がガイドラインに基づくのではなく、法制化に基づく方向を選択した一つの要因である。

しかもこの議論の過程で、産科婦人科学会のガイドラインでは禁止されていた「非配偶者間体外受精」が長野県の一医師によってなされたことは衝撃的な出来事であった。このことがガイドラインでは歯止めにならないことを象徴的に示している。この報告が「精子・卵子・胚の提供などによる生殖補助医療のあり方についての報告書」として二〇〇一年一月に発表され、四月十八日まで意見の公募が行われた。だが、この過程で三月に日本において前記医師が初めてこの報告でも禁止するとされた「代理母」の施術を行ったことを発表した[5]。このような動きは法制化に対しても影響を与えざるを得ないだろう。

この報告および意見公募に基づく確定的な方針とそれに基づく法制化が三年内にということを述べていることからしても、これらは〝現在進行形〟の問題である。現実に「法制化」のための検討委員会が開催され、議論が開始され始めた。[6] したがって、本書が刊行されるまでに具体的な方向は未決着のままであるかもしれない。それにしても極めて問題の多い報告であるがゆえに、以下ではその問題点を分析しておくことにしたい。

1　何が生殖補助医療技術の原則か

この報告が日本における生殖補助医療技術の原則を掲げているところから始めたい。この原則が正当性を持つかどうかは、まさに報告自身が示した問題にかかっている。すなわち第一に、「子供の地位」と福祉の問題が、生殖補助医療技術が日本で現実にものになって以来曖昧にされ、その検討がおそろかにされてきたこと。第二に、精子の売買や代理懐胎の斡旋など商業主義的行為が見られるようになってきたということである。この二つの問題に十分答えることができるのかどうかということが議論の焦点となるのだ。

(1)　原則は六点挙げられているが、それ自身とその順序に留意しておきたい。六原則とは、次のものである。①生まれてくる子の福祉を優先する。②人をもっぱら生殖の手段として扱ってはならない。③安全性を十分配慮する。④優生思想を排除する。⑤商業主義を排除する。⑥人間の尊厳を守る。

これらの原則を一つひとつ見れば、それ自身としては問題にならない。たとえば、第一項として挙げられた「生まれてくる子の福祉の優先」という原則は、日本における生殖補助医療技術（とりわけ「非配偶者間人工授精」）が、既に五十年を超える歴史を持ちながら、「推定」という法的な概念を利用しながら進められてきた。しかし、子供の地位に関して曖昧なまま不安定な状態において進められたことを考えれば、急務の課題であることから当然の原則であるといえるだろう。また、生殖医学において常に問題になるのは、「女性の権利」と「子供の権利」との衝突の問題である。だが、少なくとも「生殖補助医療技術」の関しては、この両者の対立は抽象的な問題ではなく、まさにこの五十年を超える歴史の中で「子供の権利」がないがしろにされてきたことは否定できない。さらに、それは「自己決定権」と「インフォームド・コンセント」という新しいバイオエシックスの議論においても、その枠の中に包括できない問題を含んでいるといえる。というのも、この「報告」もまた、問題にした「子供の出自を知る権利」の制限の根拠はこの論理によっては正当化できないからである。

この「生殖補助医療技術」において、「子供を望む夫婦」と「（精子なり卵子なりを）提供する者」、そして両者を媒介する「医師」の三者の関係は確かに今日の論理によって解決可能な側面を持っている。だが、この合意は、合意に参加しない「子供」の権利を制限する根拠にはなり得ないだろう。その意味で、この第一項の定式化も「子供の福祉」をどのように考えるのかという問題を含んでいるといわざるを得ない。まさにそれは「子供」の権利を含むものとして考えることを要求するといわねばならないのである。しかも、それは第一義的に尊重されるべき、制限できない権利としての承認が要求されるのではないか。少なくとも「夫婦の権利」「提供者の権利」、そして「子供の権利」と並べられた場合、その優先順位は自ずから明らかであろう。そうすると、この「子供の権利」そのものをどこに根拠づけるのかが問題となってくる。[7]

第五項もまた、この分野に急激に「商業主義」の問題が生じてきていたことからも当然の原則であるといえるだろう。第三項の「安全性」という問題は、原則というよりもむしろこの生殖補助医療技術の前提となるものである。そして第四項の「優生思想の排除」という原則はまた、それ自身に対しては当然、賛同者が多い原則であるといえる。

だがこの第四項は、「生殖補助医療技術を推進する側の論理」としては議論の次元が異なっているものだと思われる。実際、「優生思想」なるものを分析していくと、この報告の議論の過程においても提出されたように、この議論自体が拡散する傾向を持ってくると思われる。とりわけ生殖医学において優生思想が問題となったのは、「優生保護法」の問題においてであったし、その改正の問題においてであったのだ。したがって、「優生思想」が問題となるのは第一に、特定の病気、およびその因子を持つ子供の出生の排除という観点からである。この排除の正当性は、そのとき歴史的な問題、たとえばナチズムとの関連性において重大な問題を提起する。さらにここでは、その日本的な受容が問題にされなければならないだろう。この点については、既に「母体保護法」への改正問題において今日も提出されている「胎児条項」の問題があるが、これは別の問題として議論すべき問題であると考える。

ここで取り上げたいのは次の点、つまり第二に積極的な意味での「優生思想」、つまり「望ましい子」を生むという問題である。この問題は端的に、精子バンク、あるいは卵子バンクの問題として「商業主義」と結びついてわれわれの耳にしているところである。たとえば、容貌の「優れた」子供を生むといった問題であり、最近ではアメリカのファッションモデルの卵子を有償で提供するという話題があった。まさに、それを売買の対象とすることによって子供の間に「生まれながらにして差別」を持ち込もうとする動きである。前者と後者とは区別されなければならないのではないか。つまり前者は歴史的にわれわれに負わされた具体的な課題であり、それを具体的に撤廃することが重要な切迫した課題であるといえるだろう。女性団体が「胎児条項」に対して反対を表明し、次のような議論を提起したことは極めて印象的なものであり、重要な問題提起であるといえる。すなわち、「障害を持った子供」を産み育てることを支援する環境づくりこそが重要なのであり、そのような環境抜きに、「女性の権利」として「胎児条項」を導入しようとすることは責任転嫁の論理である、と。(8)

後者に関しては、日本の社会が果たして「障害者」が自らの子供を産み育てる、あるいは障害を持った子供を育てるということが可能となる社会であるかどうかを問わねばならない。この問いは、おそらくわれわれが「生殖補助医療技術」を日本の中に定着させる上で新しい課題として提起すべき問題であり、また原則を考慮する上でも重要な問題となると考えられる。

第二項と第六項は直接連動した原則であるといえるのではないか。「人をもっぱら生殖の手段として扱ってはならない」という原則と、「人間の尊厳を守る」という原則は、前者が後者を根拠とした上で生じてくるという性格を持っているといえるだろう。おそらく、第二項として「生殖の手段として扱ってはならない」ということを先に入れたのは、課題の緊急性との関係ではないかと思われる。つまり、端的に「代理母」の問題である。この問題を排除するために、第二項として先に導入したと思われる。

(2) 問題は、これらの原則が同等の位置価を持つものではなく、明確な根拠づけが必要なのではないかと思われることである。そうでなければ、それぞれの原則がある意味では当然であるが、原則に基づいて系論が提出され、具体的な問題と衝突したときにどれだけの説得力を持って議論できるのかという問題が関わってくる。実際、この報告が提出される過程で、「はじめに」において述べたように、既成事実主義的な挑戦がなされてきていることは重大な問題だといわねばならない。これに対してきっちりと答えることができるかどうか、それが問われているといえるだろう。

簡単に整理をするならば、まさに、前節で述べたように「安全性」の問題はこの六原則の中では「前提」ともいうべき位置を占めるといえるだろう。「医療行為」そのものが可能かどうかという問題である。「医療行為」がまさしく「善行」として「患者の最善の幸福」を実現することを課題とするとすれば、この第三項は、他の原則と並列できない原則であるだろう[9]。

その他の原則はまさしく、「なぜ人間は尊重されなければならないか」という問題に関わっている。つまり、「人間の尊厳」の問題である（第六項）。この原則そのものの検討は次章に任せて、この節では、この原則と他の原則の有機的な連関を明らかにしておこう。まず「人間の尊厳」は、「人間である限り」すべての人間が、人間として尊重されなければならないということを意味する。それは「生命の尊厳」と異なって、「生命」の維持（これ自身は「医療行為」の基本的原則となるだろう）を含むばかりではなく、「人間」としての全側面を含むといえるだろう。すなわち、生物学的存在であることを前提として、その上に立つ、社会的存在としての人間という側面を含むのである。それは経済的側面、政治的側面、文化的存在を含めて尊重されることを意味するといわねばならないだろう。そういう意味では、日本国憲法が示している、あらゆる人間が有するという「基本的人権」の尊重が前提となる。また同憲法が「最低限度の文化的生活」を保障するとしていることを想起すべきであろう。また、これは基本的に近代社会が奴隷契約を否定し奴隷の存在を否定することから生じている人間＝自立的存在という人間把握を前提するといえるだろう。

そうすると、まず第一項「子供の福祉」はこの第六項から直ちに生じてくる原則である。「子供」とはまさしく「大人」の保護を必要とするけれども、いずれ大人になる存在である。問題は彼らが一定年齢以下においてすべての人間に承認されている「権利能力」を制限されている存在であるということだ。そのことから二つのことが生じるのではないか。「子供」と「大人」において本質的に人間という同一性のもとに捉えることができる。したがって「子供」は大人と同様に「人間」として尊厳を持っていると考えなければならない。だが、「子供」はいまだ自らの「自己決定能力」を発揮することができないがゆえに、一定の制限が加えられなければならない。今日の「自己決定権」の理解でも、リベラリズム型の理解の場合においても、「年齢制限」は当然のことと考えられる。その点で、子供はこの権利において制限されると同時に、「自己決定権」を有する個人として自己を確立することが現在の社会においては要求されることになるし、そのための保護・援助が社会の側に要求されることになる。留意すべきは、この制限はまさしく「権利能力」を有するようになれば当然回復されるべき制限だということである。この点を忘れてはならないだろう。その意味で、この第一項は第六項から直ちに生じてくる積極的な原則であるといえるだろう。

次に、第二項「生殖の手段として扱ってはならない」は禁止の原則であり、これも第六項を認める限り許されない行為を示していると言えるだろう。「人間の尊厳」が、カントが言う「常に目的としてのみ扱われる」ということを意味するならば、この原則が「人間の手段化」一般を「人間の尊厳」を否定するものとして禁止しているといえるだろう。第五項の「商業主義」に対する反対もまた、この「手段化」の一つの形式として理解することができる。そもそも「人間の尊厳」が原則として認められることは、人間は売買の対象とはされ得ないことを意味する。近代において「売買」の対象となるものは、われわれの「労働産物」であり、個別化されわれわれから分離可能なものだけである。少なくとも人間はそのようなものとしては理解することができない。その点でこの原則も第六項から直ちに生じてくる原則といえるだろう。

第四項で問題となる「優生思想」もまた「人間の尊厳」に対する端的な否定を意味している。先に挙げたように積極的なものであれ否定的なものであれ、それはいずれにせよ、「人間」という価値に差別を持ち込むものである。この「人間」という価値の間の差別は「人間の尊厳」という原則からは生じてこないし、逆にこの「尊厳」を否定するところに生じてくる。その点でも、これはこの原則が対決する対象を示すものであるだろう。

2 「人間の尊厳」の原則をめぐって――「日本的可能性」の問題――

そうすると、この「生殖補助医療技術」として挙げられた六原則は、第六項の「人間の原則」から必然的に導出することができる原則であると言えるだろう。それによってこの「人間の尊厳」をわれわれはどのように根拠づけることが可能かが問題となる。

(1)　もともと「人間の尊厳」は、アメリカ流のバイオエシックスに対して、新たにヨーロッパ、とりわけドイツ、フランスが対抗的にバイオエシックスの枠組みを提示しようとしたときに提起された概念である。ドイツを取り上げてみよう。ドイツではこの「人間の尊厳」をバイオエシックスの原則として、二つの側面から基礎づける。第一に、「ドイツ基本法」に即してである。第二に、キリスト教の伝統に即してである。この二つの根拠づけの論理を見ていくことにする。[10]

ドイツ基本法（Grundgesetz）は、第一条において「人間の尊厳（Menschenwürde）は不可侵（unantastbar）である。人間の尊厳を尊敬し守ることはあらゆる国家権力の義務である」と述べている。そしてさらに第一条第二項で、次のように言う——「ドイツ民族は、そのために、世界における共同、平和そして正義の基礎として傷つけることができず変えることができない人権を告白する」と。

この第一条は、ドイツ基本法が保障する諸権利の最高の構成原理であり、「人間の尊厳」はその地位に置かれると考えられている。ということは、第一に、諸権利は諸権利相互に衝突し対立する可能性を含んでおり、そのときには「制限」される可能性を含むものであるということである。第二に、この点が重要なのだが、「人間の尊厳」はこれらの諸権利の根拠であり、それらの諸権利の構成原理であるがゆえに「不可侵」であるということである。そして第一点の「制限」もまた、その根拠をこの「人間の尊厳」に持つこと、すなわち基本法に基づいていなければならないとされる。[11]

だが、このような位置を「人間の尊厳」が持つとしても、この含意する内容はどのようなものか。そこから二つの点で考察されなければならないことを示す。すなわち、この「人間の尊厳」はキリスト教の伝統を背景にしてその道徳的内容を持っていることである。そしてさらに、それが「医療倫理」に対してどのような問題を提示しているかである。

まず、直ちにわれわれ日本人でも念頭に浮かぶのは、カントの道徳的内容であろう。人間の尊厳は、まさにわれわれが「手段として扱われるのではなく目的自体として扱われる」ことを要求するということである。「人間の尊厳」を遡及的に解明しようとするとき、ストアの古代倫理学、キリスト教の伝統、ルネッサンス哲学、そしてカントの道徳哲学に言及することができるだろう。キリスト教の伝統の中では「神の似姿」としての人間像、そしてルネッサンスのピコ・デラ・ミランドラの「人間の尊厳について」という演説などが挙げられる。その際、まさに問題は、この「人間の尊厳」が、神の被造物としての自然的生命体の中で「人間」を特別な位置に置くことが指示されていることにある。[12] 今日においては、自然的存在者としての主体としての人間と客体としての環境、その自明的な同一性がそもそも破壊的に問われているところに「生命科学」の挑戦があるといえるだろう。

そのような歴史的段階において、「人間の尊厳」はわれわれにどのような道徳的内容を提示するのかが問題である。先に見た歴史的展開から抽出できる重要な内容は、まさしくこの「人間の尊厳」が帰属する「人間」の同一性の保持である。この場合に、この同一性は当然のこととして自然的存在としての人間、すなわち生物学的な種としての人間の同一性の保持を意味するばかりではなく、そこに人間の「主体」、すなわち理性的な自己決定能力＝自律が問題にされていることをも意味することになる。

だが、このような内容を「人間の尊厳」が持つとすれば、アメリカにおいてバイオエシックスが提起してきた問題、すなわち理性的自己決定能力を持たない人には果たしてこの「人間の尊厳」が帰されるのだろうか、つまり、人間として尊敬されるのだろうかという問題が生じてくる。

この点に関して二つの面で検討されるべきであろう。第一に、胚および子供である。第二に、精神的に重篤な障害を持った人の場合である。この二つの事例こそ「自己決定権」理論が衝突する「つまづきの石」

だからである。第一の事例に関してはその区別が議論の焦点となる。子供の場合には潜在的に「理性的自己決定能力」を持つ人間として、「人間の尊厳」が帰されることができるが、「潜在的」であるがゆえに、年齢的に「自己決定」に制限が設けられなければならない。一方でこの制限は「一時的制限」であり、子供が成長し、「理性的自己決定能力」を持つ時期になれば、制限は取り払われなければならないということが帰結として出てくるだろう。[13] 問題はこの胚と「子供」とを区別することができるかどうかである。ドイツの場合はこの区別を認めない立場が優勢であり、一九九〇年に発効した「胚保護法」(本書資料2参照)が「胚」の研究利用を禁止している。日本の場合、あくまでも胚は「人間の萌芽」という分かるような分からないような定義を行っている。しかし、ここに人工的な、研究推進のための「作為」があることは否めない。つまり、このような規定は「いつから人間か」という問題を回避して進められているのである。この問題が、人工妊娠中絶の問題などにも深く関わる問題であることは否定できない。

(2)　重大なのは第二の場合である。少なくとも「重篤な精神的な障害」を持った人間の場合、この理性的自己決定能力を帰すことができない。その場合、彼らには「人間の尊厳」を帰すことができないというべきなのだろうか。このとき議論としては二つの方向を取ることになる。まず第一に、ここでいわれる「人間の尊厳」とはいわゆる「人格の尊厳」のことであり、極めて狭い概念でしかない。しかも、人間中心主義的な意味合いが強い。だが、これは「被造物」の尊厳として考えることによって救い出すことも可能だろう。ここから当然、環境倫理への収斂の方向が提出されるが、[14] しかし「尊厳」の意味合いが曖昧になる。それでもやはり、この「人間の尊厳」がその出自から見れば、いわゆる「被造物」の中で、「人間」

を他の被造物に対して優位に置く概念であるがゆえに、この方向が生じてくるのは当然であるといえるだろう。だが、人間存在を環境との媒介運動の中において自己を維持する主体として捉える限り、当然、反対の方向も生じてくる。すなわち、「人間主体」に即して生命倫理を再構築しようとする方向である。この試みもまた、「人間主体」の自然的前提が「医療技術」の急激な発展のために、とりわけ「ヒト胚」「クローン」「ヒトゲノム」といった最近の生殖医学の研究利用の側面によって、極めて大きく動揺させられている事態から生じてくる。そのために、この「人間主体」そのものの再構築の試みを中心に据えて、前者とは逆の方向、つまり医療倫理への収斂の方向を提起する人もいる。[15]

「重篤な精神的な障害」を持った人間という問題に関しては、異なった方向が提出されている。まず第一に、「人間の尊厳」は自己決定能力の前提の保護に関係しているという見解である。この見解は直ちに一九六〇年代のアイザイア・バーリンとC・B・マクファーソンの論争を想起させる。すなわち、私的領域の自由を主張し、私的領域への権力の介入を阻止するところに自由の意義を認め（消極的自由）、自己支配としての自由（積極的自由）に対して否定的な態度を取るバーリンと、「自由」の条件、すなわち消極的自由としての私的領域の自由を保障する条件の考察を強調したマクファーソンの論争である。このとき「重篤な精神的な障害」を持った人間は直ちに「自己決定」能力を認定されないとしても、彼らの「自己決定」の条件を整備し、保証するところに人間の尊厳の意義を認めることはできるのである。[16]「重篤な精神的な障害」を持つ人というのが特殊的な人間であると考えるべきではない。われわれが生まれて生きて死ぬという存在形式を持っていることを重視すべきである。「理性的自己決定能力」を持つことができるのは、まさしく「子供」の時期を脱し、老齢期に「精神的に衰える」時期に至る中間の一定の時期だけでしかない。しかも、この中間期にもわれわれは「病気」や「事故」などで「理性的に自己決定」できない状況に至る可能性を常に持っている。このことをも視野に入れてこの問題を考察すべきであろう。

さらにわれわれが医師—患者関係という「医療場面」において検討するならば、専門家—素人関係として見なければならない。「素人」はまさに「理性的」に判断する能力を持つとしても、自己決定の前提となる知識およびその理解の欠如という点にこそ「素人」たるゆえんがある。「インフォームド・コンセント」という今日の生命倫理の中心的な概念においては、まさしく「素人」が「理性的な自己決定」に至る「プロセス」が重要なのであり、その「プロセス」をフォローアップするシステムを構築することこそが「人間」を「尊厳」の帰属すべき存在として承認することになる。したがって、今日議論されている「セカンド・オピニヨン」の問題や「カウンセリング」の問題などに関しても、こういうシステム的な保証こそが「人間の尊厳」の議論が提示する課題となるだろう。

そうであれば、まして「重篤な精神的な障害」を持つ人の場合、系統的に彼らが自ら一つの決定に至る過程において何が保証されるべきかという「自己決定」の条件の整備、フォローアップするシステムの構築こそが重要なのではないだろうか。それらはたとえば、老齢期における「代諾」の問題、そして再び「カウンセリング」の問題においてもいえることである。そうである限り、「医療場面」という形で限定したとしても、「重篤な精神的な障害」を持つ人——「理性的な自己決定」能力を持たない人であっても、やはり「人間の尊厳」を帰属させることができるだろう。

こうして見るとき、まさしく本稿の課題である「生殖医学」という場面においてもまた、「不妊治療」における「決定」の場面における「子供」の存在が大きく浮かび上がってくるだろう。

3 「代理母」禁止について

ところで、この「報告」は「代理母」の禁止を謳っている。だが、既に指摘したように、長野の一医師がやはり「代理母」を実践し、「報告」を受けて法制化に向けて新たに設置された「生殖医療部会」でも話題として取り上げられた。現在のところ認める方向にはないけれども、衝動としては承認したい発言も見受けられる。したがって、この問題に関してやはりきちんと検討しておく必要があるだろう。

(1)　まず第一に確認しておかねばならないことは、既に述べてきたように、「人間の尊厳」は、まさしく「子供を持つ権利」を主張する男女と、精子であれ卵子であれそれを「提供する人」について当然のこととして認められなければならないが、それればかりではなく、生まれてくる子供についても承認されなければならないということである。

第二に確認しておくべきなのは、「生殖補助医療技術」という文脈において、「子供を持つ権利」（不妊治療を受ける男女が有する）と「提供者（ドナー）のプライバシー権」との対立と調停とが問題になるとき、この枠組みに対して「子供の権利」が大きく対立した関係にあることである。しかも前者の枠組みに関しては、現在の生命倫理の到達点において解決することができるだろう。すなわち、説明と同意というインフォームド・コンセントの枠組みで議論可能なものである。しかし「子供の権利」に関しては、この枠組みではその権利制限を含め、捉えることができない。出自がどうであれ、子供はすべからく出生に関して一切の同意を与えていないからである。この点こそが重要である。第三に、「子供」はいずれ大人になり、われわれと同等の権利を持った存在として登場してくる「過程的性格」を持つ存在である。それは「子供」であるがゆえに、「自己決定権」を持つ能力を認められないがゆえにである。したがって、子供に何らかの「権利制限」があるのは当然であるとしても、いずれこの制限から解放され、「自己決定権を持つ存在」となることを重要視しなければならない。その「権利制限」もまた「一時的」「過渡的」な制限であり、回復不可能な制限はあり得ないことを自覚すべきなのである。[17]

留意すべきは、この「出自を知る権利」は、外国ではスウェーデンにおいて認められていることが報告されているが、その他にもドイツの「親子法」の改正はまさしくこの権利を承認することに基づいて行われたことである。[18]

さらに、子供の「出自を知る権利」そのものに関する理解の問題がある。この権利そのものがまず第一に、不妊治療によって生まれた子供の場合には、「近親婚」の回避という動機に基づくものとして理解される。それとともに第二に、自らの「ルーツ」探しという動機に基づくものとしての理解がある。前者に関してはそれが「理性的な」根拠とされ、後者では「愚行権」に類する権利として理解されることもある。だが、果たして「理性的」あるいは「愚行的なもの」という区別はここで妥当するのだろうか。この区別そのものが「子供」に即して行われた区別ではなく、まったく大人の側の主観的区別でしかないだろう。愚行権に関しては、元来、自らに不利益を被ることをあえて行うことが可能かが問われてきた。[19] たとえば、麻薬、自殺、売春が代表例として挙げられる。社会的に見てこれらが不利益を被ることは明らかな例とされているわけである。だが、「非配偶者間」の人工授精なり体外受精の場合に、この大人の論理に基づく大人の側の枠組みの中で、子供が自らの出自を知ることが子供自身にとって不利益であるかどうか。この点の解明はなされていないし、また「非配偶者間人工授精」が日本において五十年を超える歴史を持っているにもかかわらず、子供に関する調査が行われていない事実は重視すべきである。この点でもむしろ「出自を知る権利」に関する上記の区別は、古い、あえて言えば、「偏見」に妥協した判断となっているのではないかという印象を与える。このような調査は「体外受精」の場合（とりわけ顕微授精）の「安全性」問題についての検証とともに、負担を負うことになるのが「子供を持つ権利」を主張する「両親」でも「ドナー」でもなく、まさに生み出される「子供」であることを考慮した上で、何よりもまず推進者側の義務となるべきものと言っても良いのではないかと考えられる。

まして、今回の「報告」は「両親や姉妹」をも「提供者」として認めることにしている。「ドナーの権利」＝プライバシーそのものがそれだけ軽視されていることを見るならば、そのように簡単に否定できる権利と「子供の権利」を同じ次元に並べることそのものに問題があるだろう。

そして、この場合の「プライバシーの権利」、ここでは「匿名性」と称されているわけであるが、この「匿名性」は誰に対するものであるかの厳格な確認が必要ではないだろうか。不妊治療を受ける「夫婦」に対しては「匿名性」は当然のこととして主張できるだろう。だが、生まれてくる子供との関係では「匿名性」は主張できないと考えられる。このドナーに対して生まれてくる子供は何が主張できるのかという問題は、母親は誰であり、父は誰であるかという法的な問題と関係する問題である。この点は次の節であらためて検討することにする。

「不妊治療」という場面においては、「子供」の立場こそが議論から欠如している問題である。「子供の権利」の制限（否定ではない！）は「子供に即して」一時的制限としてしか機能しないことを確認しておくべきである。「報告」が指摘するような、「ドナー減少」などといった「子供」にとって外的でしかない大人の側の利益に基づく理由は、子供の権利制限の理由にもなり得ないといわねばならないだろう。また「代理母」を含むあらゆる「不妊治療」の技術も、「子供に即して」検討されるべきことを要求しているといわねばならないだろう。そのうえでそれが「人間の尊厳」を傷つける技術であるかどうかが問われることになるといえよう。

⑵　さて「代理母」の問題である。この問題を「子供」の側から検討してみよう。まず代理母といっても二種類あることに注意したい。第一に、人工授精型代理母の場合と、第二に体外受精型代理母の場合である。前者は、妻の卵子を使用できない場合に「夫の精子を妻以外の第三者の子宮に医学的な方法で注入して妻の代わりに妊娠・出産してもらう」（サロゲート・マザー）。後者は「夫の精子と妻の卵子を体外受精して得た胚を妻以外の第三者の子宮に入れて、妻の代わりに妊娠・出産してもらう借り腹」（ホスト・マザー）である。

「報告」は、この「代理母」となる女性の「人間の尊厳」が侵害されるかどうかを問題としている。これについては、女性の「道具化」ということ（人間の尊厳の侵害）と、「五十カ月二十四時間受容させ続ける」がゆえに「安全性に十分配慮するという基本的な考え方に反すること」が論点として挙げられる。さらに、代理懐胎を依頼した夫婦と代理懐胎した女性の間に深刻な争いが生じる可能性から「生まれてくる子の福祉を優先する」という基本的な考え方に反するとして「禁止」することにしているという点も挙げられる。

ところで、今日の母親に関する規定では、生まれてきた子供の法的な意味での母親は、どちらの場合にも「出産した母」である。この点では、仮に現状で「代理出産」を行った場合、「出産した母」が届け出をし「養子縁組」を行った依頼者に渡すという形式を取らねばならない。

「代理出産」を禁止するとしても、やはり日本の場合、外国での代理出産を行う場合をどうするのか、禁止が有名無実となるのではないかという現実がある。この点ではやはり、ドイツの事例が参考になる。ドイツでは、ドイツ医師会がまず「代理母」を禁止した。それを受けて「養子縁組」法が改正され、一九八九年、「養子縁組と代理母禁止法」が成立した（本書資料3参照）。この「禁止法」の第一条で「代理母の斡旋は養子縁組としては妥当しない」と規定して、先の「養子縁組」の手続きというこの「代理母」の抜け道を塞ぐとともに、ドイツ国内ばかりではなく、外国に行って「代理母」を利用することをも不可能にしている。さらに、第一三条のｄ項で「広告の禁止」を謳い、「代理母の斡旋」を職業として行うことも、また求めることも「刑罰」の対象とした。その上で「胚保護法」を制定し、胚移植の道も閉ざした。さらに「子供の権利」を明確にするため、一九九七年に改正された[20]。ドイツではこのような手続きが踏まれているのである。

少なくとも、「不妊治療」がその「治療的」性格に関しては極めて強い疑問を持たれ、むしろ医療技術の「便宜的使用」である限り、これ以上に社会的な援助を行う必要はないだろう。そのような援助そのものは、かえって「子供の権利」の侵害に通じる問題を孕むといえるだろう。

その限りにおいて、日本の現実においては何よりもまず、子供の「法的地位」と身分、そしてその権利を保障する法制化こそが急務であることは「報告」も認めるところである。「不妊治療」そのものの前提がこの子供の問題であるだろう。子供の尊厳を侵害しておいて「子供を持つ権利」と「ドナーのプライバシー権」の対立と調整を問題にしても始まらない状況にあることは確認できるだろう。

実際のところ、「不妊治療」で生まれた（生物学的な親子関係がない、あるいは片方の親としかない）子供が成長過程でどんな問題を孕むのかは、養子縁組と異なって、これまでのところきちんとした調査研究がなされていない。だが、今日「不妊治療」の主流が「体外受精」になり始めていることや、九〇年代に始まった「顕微鏡下」で強制的に受精させる「顕微授精」を考慮した場合、調査研究は「安全性」という「医療行為」の前提から見ても必要ではないか。人工授精に関しては五十年を超える歴史があり、体外受精もまた世界的には二十年を超え、最初の体外受精児はあえていえば「生殖期」に入る。さらに「顕微授精」によって生まれた子供も修学期には入る時期に至っている。そうすると、法制化の準備とともに「調査研究」を今こそ発動すべき時期ではないかと考える。

最後に、「胚移植」に関して言及しておくことにする。「胚移植」を認めることは「胚」の段階から既にそれを「人間」として認めることになるだろう。「胚移植」は技術的には「ホスト・マザー」の事例と同じである。問題は「胚移植」で、両親のいずれとも遺伝的なつながりがない場合である。「胚移植」というものは、他人の受精卵を母となりたい女性の子宮に着床させることである。そのため子供の側から見れば、「子供を生む女性」が母親であろうと望むことを前提としている。よって「ホスト・マザー」と同一のものであるように見えても決定的な相違がある。相違は、まさに「生む女性」が「生まれる子供」を自らの子供として認めるのか認めないのかという点にあるように見える。「代理母」が「子供として認めない」ことを前提として妊娠する点で、「子供」にとっても「生む母」の存在が初めから「存在することを拒絶している」存在であるのが「代理母」の問題である、しかもそこで金銭が絡むとすれば、子供にとって極めて深刻な否定的な意味を持っていると言えるだろう。その点でも「代理母」は否定されるべきであるといわねばならないだろう。しかし、「胚移植」はむしろ「子供」にとっては「存在を望む母」であり、肯定的な意味を持っているといえるのではないか。それでは本報告が示すように認めることが可能かどうかが問題になるが、この場合、他の不妊治療を受ける夫婦の受精卵の中で余ったもの、すなわち「余剰胚」を利用することになる。これを認めることは、他方で「余剰胚」が研究利用の対象としても見られていることを想起すれば、「余剰胚」とは何であるかが問われなければならないだろう。少なくとも研究対象とする場合には、「余剰胚」は「人間」としては見られていないし、人間として否定されている存在である。「胚移植」の場合は、既にそのまま「人間」として見なされることになるのではないか。両者の区別は、まさしく人為的な区別であり、ここで胚の選別が働く余地を残すと言わねばならないのではないだろうか。そうすると単純にこの場合も認めるわけにはいかないのではないか。

今日、日本では「人間の萌芽」として「胚」は定義されている。だがこの定義の曖昧さに、そこから生まれてくる子供を操作する「大人」の側の意志が働いていると言えるのではないか。胚から胎児へ、そして子供へという「生物学的存在」に即してきちんとその身分を解明すること、そして子供から大人へという人間存在のあり方からきっちりと議論し直し、人間観の再構築を行うことこそ、この意志に課せられる問題であるといえよう。

おわりに

本稿では、「報告」に即して検討してきたが、さらに広くいえば、研究と治療と人間存在のトリアーデの中で、胎児から子供という、生命倫理の今日的段階から見てもインフォームド・コンセントの理論枠組みにとって「絶対的他者」である存在が、正当にその存在を承認されるよりも、研究利用の対象や臓器提供予備軍とされること、あるいは「望まれた子供」としての子供のペット化という大人の側の論理の中で極めて深刻に動いていることには留意しなければならない。

また、「人工妊娠中絶」の問題における女性の権利と子供の権利の対立という「生殖医学」をめぐる根本的対立を超えて、「中絶胎児」がまさしく研究の対象として見られていること、このような状況をわれわれは直視すべきであろう。

そして「人間の尊厳」について議論をするときにも、「子供」のそれを明確に位置づけていくことが必要であろう。「研究の自由」と「人間の尊厳」の対立が、過去の忌まわしい事態と類似した帰結に陥らないように、一つひとつ検討することが重要なのではないかと思われる。

注

（1）ヘルシンキ宣言エディンバラ修正（二〇〇〇年十月）でも、やはりこの点は残っていることに留意したい〔邦訳は日本医師会訳『日本医事新報』三九九四（二〇〇〇年十一月十一日）所収〕。たとえば同宣言の第一一項（B—11）を参照されたい。「ヒトを対象とする医学研究は、一般的に受け入れられた科学的原則に従い、科学的文献の十分な知識、ほかの関連した情報源および十分な実験並びに適切な場合には動物実験に基づかなければならない」。だが注意しなければならないのは、前提としての「動物実験」が「適切な場合には」として低く評価されていることであり、この場合「動物実験」を十分に行うことが前提とされない場合も容認する方向が生じてきていることである。「人体実験」の条件を緩める方向である。

（2）米本昌平『クローン羊の衝撃』（岩波ブックレット四四一）。

（3）日本の「体外受精」は東北大学の鈴木雅州教授の手によって初めてなされた。だが、この「体外受精」が何らのガイドラインもなく、ましてその倫理的正当性の検討もなされないままに行われたことは注意しなければならない。そしてそのことが徳島大学のガイドラインに一つ定着している。

（4）この点に関しては筆者は既に批判的に分析している。長島隆「生殖医学をめぐる議論と〈子供の権利〉――不妊治療における〈子供の権利〉と〈子供〉の過程的性格――」（『医療と倫理』三、五四―六五頁）。

（5）『朝日新聞』二〇〇一年五月十九日および五月二十八日付。なお根津八紘院長は三年間で五組の「代理出産」を行ったことを公表した。

（6）法制化に関する検討委員会は、「生殖補助医療部会」という名称で、二〇〇一年七月十六日に会合を開いた。この第一回目にもやはり、フリー討論として全般について議論をするということが課題とされながら、「子供の出自を知る権利」の問題、「カウンセリング」「子供の調査」問題がかなりの焦点として浮かび上がっていることは注目すべきである。

（7）留意すべきことは「子供」とは生まれて一定期間は「自己決定能力」を持たないとしても、いずれ成長し「自己決定能力」を持つようになるという当たり前のことである。したがって、今日の「医療情報」に関する権利として提起されている「自己情報コントロール権」に関してもまた、一定期間後には回復されるのが当然であることは確認しておかねばならない。前掲拙稿参照。

(8) 丸本百合子・山本勝美『生む・生まないを悩むとき』(岩波ブックレット四二六)。

(9) たとえば、ビーチャムらの『生命医学倫理』(成文堂、一九九七年)および『インフォームド・コンセント』(みすず書房)を参照されたい。すなわち、自立尊重、無危害性、善行、正義という医療者が従うべき四原理を提起しているが、そのうち「善行」原理は「最善のことをなせ」ということであり、しかも患者の安全性を守ることが義務であるとしている。

(10) Kurt Bayertz(ed.), Sanctity of Life and Human Dignity, Kluwer; Micha H. Werner, Streit um die Menschenwürde. Bedeutung und Probleme eines ethischen Zentralbegriffs, in: Zeitschrift für Medizinische Ethik, 46, 2000, S.259; Johannes Reiter, Über die Ethik der Menschenwürde. 本文の二つの点に関してはほぼ共通している。レトリック的な概念であり、内容がないという批判もされていることにも注意されたい。

(11) Micha H.Werner, ibid.

(12) ここに「環境倫理」に基礎を置く考え方をする人は「動物倫理」の問題を提起することになる。そして加藤尚武氏の「環境学」の提唱も生じてくるといえるだろう。

(13) この点で、今回の「生殖補助医療技術」に関する報告は「子供の権利」、とりわけ「子供の出自を知る権利」に対する軽視がある。一定年齢までは、自分の生物学上の良心を知ることはできない(制限)としても、これは「大人になれば」他の人と同様に「出自を知る」ことが権利として保障されなければならないだろう。報告では、しかし、生殖補助医療技術を推進する立場に立ち過ぎて、結局、本来次元が異なっており同等に扱うことができない「ドナーの権利」と「子供の権利」を並べ、前者を守ろうとするものとなってしまっている。しかもこの「ドナーのプライバシー保護」たるものも、結局はこの技術の推進の邪魔になれば（たとえば、親族からの提供を認めている）、すぐに否定されてしまう類のものでしかない。なお「子供の権利」に関しては前掲拙稿も参照されたい。

（14）たとえば、加藤尚武氏の「環境学」の提言、あるいはピーター・シンガーの「大型類人猿の人権宣言」などがこの方向であるといえるだろう。

（15）Wolfgang Kersting, Hantiert, wenn es euch frei macht. Menschenverletzung ist nicht Wertverletzung, in: Frankfurter Allgemeine Zeitung, 18 März 2001.

（16）この点で筆者もまたこの方向で検討されるべきだと考えている。Takashi Nagashima, Aufklärung und Selbstbestimmung. Arzt und Patient in Japan (Berliner Medizinethische Schriften Heft 42), Humanitas Verlag, Dezember 2000 を参照。

（17）前掲拙稿を参照。

（18）ドイツのこの改正に関しては市野川容孝「医療プロフェッションの責務—ドイツの事例から」（『生殖医療と生命倫理』学術会議叢書、一九九九年）一二九—三七頁を参照。また外国の動向については、『生殖医学における法制化』（政策研究）において科学技術庁政策研究委員会が詳細に調査し報告している。

（19）『生命倫理のキーワード』（曽我・棚橋・長島編、理想社、一九九九年）の「自己決定権」（長島執筆）の項目を参照されたい。

（20）Kinderschafts-und Familienrecht. Textsammlung mit einer Einführung von Elisabeth Mühlens, Köln, 1998. S.7-18.

長島　隆

資料1 教皇庁立生命アカデミー『ヒト胚性幹細胞の作製及び科学的・治療的用途に対する宣言』

ヒト胚性幹細胞とは、人間の受精卵から作製することが可能な、ほとんどあらゆる種類の細胞に分化する能力を持つ細胞である。その作製が可能になったのは一九九八年であり、以来、一般に「万能細胞」「ES細胞」などと称されるヒト胚性幹細胞は、臓器提供者不足の現状を打開し、究極の夢の実現を目指す再生医学の鍵を握る細胞として急速に注目を集めてきた。しかし、他ならぬ人間の受精卵（この場合、体外受精から生じた余剰胚または凍結胚）を破壊して作製するこの細胞の研究利用と治療的利用が重大な倫理的問題をはらんでいることは否定できない。二〇〇〇年八月に出された本宣言は、既に受精の瞬間に両親とは明らかに別のアイデンティティーを有する新しい生命個体の発生が認められる、とする最新の科学的知見に基づいて、人間の主体は受精卵の段階から一個の人格として不可侵の生きる権利を尊重されるべきであるとの見解を明確に打ち出している。

以下は、原題 DICHIARAZIONE sulla produzione e sull'uso scientifico e terapeutico delle cellule staminali embrionali umane, in : L'Osservatore Romano (Fridasy, 25 August) 6. の全訳である。原文に付されていた注は割愛した。

ヒト胚性幹細胞の作製及び科学的・治療的用途に対する宣言

序　文

この文書は、胚性幹細胞の作製及び利用について、現在、科学や倫理学の文献において、また世論において活発に展開されている論争に寄与しようとするものである。その限界と正当性についての論争が次第に呈するようになったますますの重要性にかんがみて、この問題の倫理的関連事項に光を当てる考察が不可欠である。

第一部では、幹細胞に関する最近の科学的データと、その作製及び用途に関する最近のバイオテクノロジーのデータをごく簡潔に叙述する。第二部では、この新たな発見と応用によって引き起こされる、より重要な倫理的問題に注意を喚起する。

1　科学的側面

若干の側面はさらに徹底的な掘り下げを要するものの、一般に承認されているところでは、「幹細胞」は以下の二つの特徴を有する細胞として定義されている。①無制限にあるいは長期間にわたって自己再生する――すなわち、長期間にわたって分化することなく増殖する――能力、及び、②高度に分化した様々な細胞（神経細胞、筋肉細胞、血液細胞等々）を導き出すことのできる、増殖に限定された能力を持つ一過的な始原細胞を形成する能力。ほぼ三十年前から、幹細胞は、成人の組織や胚の組織、また、実験動物の胚性幹細胞の体外培養による研究の広範な分野で扱われてきた。しかし現在、幹細胞に対する公共の関心は、最近達成された新たな到達点、すなわちヒト胚性幹細胞の作製に引き付けられている。

ヒト胚性幹細胞

今日、ヒトの胚性幹細胞（ES細胞）の調整は、以下の事柄を含んでいる。①ヒト胚[1]の作製及び（あるいは）体外受精から生じた余剰胚または凍結胚の利用。②胚盤胞期[2]に至るまでのこれらの胚の発生。③胚芽あるいは内部細胞塊[3]の細胞の採取――この操作は胚の破壊を意味する。④これらの細胞の培養――適当な培地上で、放射線を照射したマウスの繊維芽細胞のフィーダー層でこれらの細胞を増殖合着させ、コロニーを形成させる。[4]⑤獲得されたコロニーの細胞を複製した継代培養。これは、胚性幹細胞の性質を数か月も数か年も保ちつつ無制限に増殖可能な細胞系の形成をもたらす。

　しかしながら、これらの胚性幹細胞は、分化した細胞系、すなわち様々な組織（筋肉、神経、上皮、血液、胚等々）に固有の性質を有する細胞を準備するための単なる出発点を構成するにとどまる。それらの性質を獲得する仕方はなお研究途上である。しかしヒトの胚性幹細胞の実験動物（マウス）への注入、及び調節された環境下での融合に至るまでの体外培養は、ヒトの胚性幹細胞が、分化した細胞――正常な発達においては、三つの異なった胚の小葉（組織の層）、すなわち内胚葉（腸内上皮）、中胚葉（軟骨、骨、平滑筋及び横紋筋）及び外胚葉（神経上皮、扁平上皮）から派生する細胞――の形成因たり得ることを立証している。

この実験の結果は、科学とバイオテクノロジーの双方――とりわけ医学と薬理学――の世界に、またそれに劣らず商業とマスメディアの世界にも大きな衝撃を与えた。実験によってもたらされた知見の応用が、これまで既に長年探究されてきた重病の治療に、新しいより安全な道を開くのではないかという希望が大きかったのであろう。しかしそれ以上に衝撃を受けたのは政界であった。とりわけ米国においては、既に何年もの間、ヒト胚の破壊をもたらすような研究を連邦の研究資金で支援することに反対してきた議会に対し、特に、少なくとも私的グループによって作製された胚細胞を利用するために研究資金を獲得しようとする国家保健機構からの強い圧力があった。また、この問題を研究するために連邦政府によって設立された国家バイオエシックス諮問委員会の側から、公的資金は胚細胞を研究するためだけでなく、その作製のためにも与えられるべきであるとの勧告も出された。それどころか、ヒト胚の研究に連邦の研究資金を使用することを禁ずる規則を決定的に破棄することを求める強硬な主張もある。英国、日本、オーストラリアにおいても同様の圧力が行使されるに至っている。

治療としてのクローニング

胚性幹細胞の治療的使用は、マウスの実験で確認されたとおり、著しい危険（腫瘍の発生）を有することが明らかになった。それゆえ必要に応じて、ある特定の分化した細胞の系を準備することが必要であろう。しかし、それが短時日のうちになされうるとは思われない。仮にそれに成功したとしても、接種または治療的移植が相応する危険を持つ幹細胞の影響から免れていると確信することは非常に困難であろう。しかも免疫機構の不親和性を克服する別の治療がさらに必要となろう。このような理由から、予測される分化が引き続いて起こるような、明確な遺伝情報を持つ全能性を持ったヒトの胚性幹細胞を樹立するのに適した「治療としてのクローニング」の三つの方式が提示された。

1．ある主体の細胞核を、除核されたヒトの卵に移植すること。この結果、その胚は胚盤胞の段階まで発達し、次いで胚性幹細胞と胚性幹細胞に由来した予測される分化細胞を得るために、その内部細胞塊の細胞が使用される。

2．ある主体の細胞核を他の動物の卵に移植すること。もし成功すれば、先例におけるのと同様、利用可能なヒト胚の発生をもたらすと推測される。

3．ある主体の細胞質を胚性幹細胞の細胞質と融合することで――この結果「細胞質雑種（cybrid）」が得られる――、ある主体の細胞核を再プログラムすること。これはまだ研究途上の可能性にとどまる。

いずれにせよこの方法もまた、ヒト胚に由来する胚性幹細胞を先立って準備することを要するものと思われる。現在のところ、科学研究は第一の方法を好ましいものとして期待しているが、次に見るように、道徳的見地からは、提案されたこれらの三つの方式は、いずれも承認し得ないことが明白である。

成人の幹細胞

過去三十年間の成人の幹細胞に関する研究から、多くの成人の組織内に幹細胞が存在しているが、それは固有の組織しか作り出すことができないことが、明瞭に示されていた。つまり、これらの細胞は再プログラムされ得るとは考えられていなかった。ところがより最近になって、様々なヒトの組織内に多能性の幹細胞もまた存在していることが発見された――骨髄に、脳に、様々な器官の間充織に、及び腰帯血に。

これらは様々な型の細胞、主として血液細胞、筋肉細胞及び神経細胞に分化することになる細胞である。それらをどのように認識し、選択し、発生中にそれを維持するか、また、成長因子や他の調節タンパク質によって様々な型の成熟細胞の形成に誘導するかについては、既に知られている。のみならず、遺伝子操作技術や分子生物学の最先端の方法で、幹細胞において機能している遺伝プログラムを分析することや、また、移植された場合、損傷された組織に特殊な機能を回復させることのできる幹細胞または始原細胞に、意図した遺伝子を組み込むというような実験領域においては、既に著しい発展が見られる。これについては、報告された参照文献に基づいて以下のことを指摘すれば十分であろう。すなわち、ヒトにおいては、血液細胞の様々な系を形成する骨髄の幹細胞は、マーカーとして分子 CD34 を有し、これらの細胞は純化されると、多量の放射線照射あるいは化学療法を受けた患者に対して正常な血液量を完全に回復させることができる。それは使用した細胞の数に比例した速度で起こる。さらに、神経幹細胞を神経、グリア（ミエリンを作製する神経の支持細胞）、または平滑筋組織に成長するよう方向づけることのできる多様なタンパク質――その中には神経遺伝子や骨の形態形成タンパク質（BMP2）がある――を使用して、直接神経幹細胞を発生させる仕方も既に示されている。

引用された業績の多くが、慎重にではあるが、それをもってしめくくって結論づける喜ばしい留意点は、「成人の幹細胞」が多くの病因に効果的な治療を提供するという偉大な約束の指標である。例えば、D・J・ワットとE・ジョーンズによって確認されたところでは、「筋幹細胞は、胚の筋芽細胞の系列のものであろうと成人に付随した細胞のものであろうと、その本来の組織とは別の組織にとってより大きな重要性を持つ細胞になることができ、また、筋原性でない病気についてさえ、将来の治療法の鍵となり得る」。

J・A・ノルタとD・B・コーンが強調するように、「造血薬細胞としての遺伝子注入使用の進歩は、最初の臨床試験をもたらした。これらの初期の努力によって発展した情報は、将来の発展を導くであろう。最終的には、遺伝子治療は、異種細胞の移植による合併症なしに、多くの遺伝病や後天性の病気を治療することを可能にするかもしれない」。また、D・L・クラークとJ・フリーセンによって確認されたところでは、「これらの研究は、様々な成人の組織内の幹細胞は、ある場合にはそれと非常に類似した能力域を有するほど、従来考えられていた以上に胚細胞に類似している可能性があることを提示しており」、また、「成人の神経幹細胞は非常に広範な発生能力を有しているので、特別な病気の移植用として様々な細胞の型を生じさせるために使用される可能性を有することを証明している」。

成人の幹細胞の領域で既に得られている成果と結果は、その多大な可塑性のみならず、その広範な利用可能性もまた、ほとんど胚性幹細胞のそれと異ならないらしいことを示している――可塑性はほとんどの部分において再プログラム可能な遺伝子情報に依存しているからである。

もちろん、胚性幹細胞及び成人の幹細胞を利用して得られた、また得られ得る治療上の結果を比較することはまだ可能ではない。後者については、様々な製薬会社で、成功がかいま見られ、そう遠くない将来に信頼し得る希望を抱かせる臨床実験を行っているところである。胚性幹細胞に関しては、たとえ様々な実験的アプローチが肯定的な証拠を与えるとしても、ヒトの臨床の領域にそれを応用することは――まさに、それにかかわる深刻な倫理的、法律的諸問題によって――、真剣な再考と、すべての人間の尊厳に対して重大な責任感を要求する。

2　倫理的問題

この文書に固有の性格から、受精の瞬間からの人間そのものの綿密かつ深遠な考察――教会の教導権によって承認され、提示された立場に基づいた考察――から浮かび上がってくる答えを指し示しつつ、この新しいテクノロジーに必然的に伴う本質的な倫理的問題を以下で簡潔に明示する。

根本的な〈第一の倫理的問題〉は、このように表現され得る。すなわち、胚性幹細胞の樹立のために生きているヒト胚を作製すること、及び（あるいは）利用することは道徳的に正当か？

答えは以下の理由により否である。

①正確かつ完全な生物学的分析に基づいて、生きているヒト胚は――配偶子の接合以降――それに続くどの段階においても単なる細胞の集積とは見なされ得ないほど、その時点から固有の秩序だった、継続的な、そして漸次的な発生を開始する、十分明確なアイデンティティーを有する人間そのものである。

②ここから、ヒト胚は、「人間の個体」として、自己の生命についての権利を有するという結論が導かれる。またそれゆえ、その胚自身の利益にならないいずれの干渉も、その権利を侵害する行為として構成される。倫理神学は常に、「第三者の確実な権利」（jus certum tertii）の場合には、蓋然論の体系が適用されないことを教えてきた。[5]

③胚盤胞からの内部細胞塊の除去は、ヒト胚の成長を遮断することにより、致命的、回復不能な程度にヒト胚に損傷を与える。それゆえ、それは重大な非道徳的な行為であり、したがって、重大な不正である。

④多大な期待の寄せられている治療措置を考慮して、他の分化した細胞の樹立のために幹細胞を利用することのように、善と判断されるいずれの目的も、ヒト胚へのこのような介入を正当化し得ない。善い目的は、それ自体において悪い行為を正当化しない。

⑤カトリック教徒にとって、この立場は、教会の教導職によって明白に確認されている。教導職は、回勅『生命の福音』において教理省の『生命のはじまりに関する教書』に言及しつつ、次のように断言している。「人間の生命は、その存在の最初の瞬間から、すなわち接合子が形成された瞬間から、肉体と精神からなる全体性を備えた一人の人間として、倫理的に無条件の尊重を要求する。『人間は、受精の瞬間から人間として尊重され、扱われるべきである。そして、その同じ瞬間から人間としての権利、とりわけ無害な人間だれにでも備わっている不可侵の権利が認められなければならない』（同教書一・一）」（同回勅六〇項）。

〈第二の倫理的問題〉は、このように表現され得る。胚性幹細胞を作製するためにヒト胚を作製したり、次いでそれを破壊したりすることによって、いわゆる「治療としてのクローニング」を実行することは道徳的に正当か？

答えは以下の理由によって否である。すなわち、幹細胞を獲得するためにヒト胚を作製し、次いでそれを破壊することを認めるどの種の治療としてのクローニングも不正である。なぜなら、否定的な答えしかないような、上述の倫理的問題に再び逢着するからである。

〈第三の倫理的問題〉は、このように表明される。場合によって他の研究者から供給される、あるいは商業的に得られる胚性幹細胞、及びそれらからもたらされる分化した細胞を利用することは道徳的に正当か？

答えは否である。なぜなら、主たる行為者の道徳的に不正な意図を形式上または他の仕方で共有することとは別に、この場合においては、作製者または供給者の側にヒト胚の作製と操作における近接した有形的な協力があるからである。

結論

それゆえ、ヒト胚の作製及び（あるいは）利用を人体研究の領域に拡張しようとする姿勢から出てきた倫理的問題の深刻さと重大さは、人道的見地からも明白であるように思われる。

ここで集約された、胚性幹細胞で探究しようとしたことと同じ目標に達成するために〈成人の幹細胞〉を使用する可能性は――たとえ明瞭で決定的な結論を見るまでに多くの更なるステップが必要であるにせよ――、成人の幹細胞が、研究の新たな領域と前途有望な治療的適用における正当で健全な進歩のために、より妥当で人間的な手段であることを指示する。これは疑いなく、苦しむ人々の大多数にとって、大きな希望の源泉である。

訳注

（1）受精卵は細胞分裂（卵割）を繰り返しながら、個体形成に向けて成長していくが、このような状態にある「個体」を胚という。したがってヒト胚とは、母体内において胎児形成に向けて成長途上の「胚」を指す。

（2）胚は卵割を繰り返しながら成長し、やがて子宮壁に着床するが、この段階にある胚を胚盤胞（または胞胚）といい、その時期を胚盤胞期という。

（3）胚盤胞期にある胚は、中空のボールのような構造をしており、ボールの壁を構成する細胞群と、ボールの壁の内側の一部分に固まって存在している、将来、胎児を構成する細胞群から成る。この後者の細胞群を内部細胞塊という。

（4）胚の細胞は、他の細胞と違って単独で増殖することはできず、ある特定の細胞の助けによって初めて増殖する。そのため胚細胞培養のためには、放射線照射によって細胞増殖を抑えた特定の細胞を培地に加える必要がある。このようにして培地に加えられた細胞の層がフィーダー層である。ヒトの胚細胞の培養は、マウスの繊維芽細胞によって培地上に形成されたフィーダー層上で実験的には可能である。

（5）ある特定の行為が倫理的に許されるか、それとも禁じられているかという二者択一において、その双方の考え方が共に真に蓋然性を持つならば、その行為は倫理的に許されていると考える立場を取るのが蓋然説であり、これは現在の倫理神学における主流の学説となっている。しかしながら、もしその特定の行為が第三者の権利に確実に関わっている場合には、この蓋然説は適用されない。この場合、あくまでも優先されるのは第三者の権利なのである。

＊本稿は、『神学ダイジェスト』九〇（二〇〇一年夏季号、四―一一頁）に掲載されたものを、一部変更して転載したものである。原稿の段階でご校閲いただき、訳注を付して頂いた上智大学生命研究所の青木清所長、転載の快諾を頂いた神学ダイジェスト編集部の佐久間勤教授およびスタッフの皆様に、記して感謝申し上げる次第である。

秋葉悦子

資料2『ドイツ胚保護法』

ドイツ胚保護法 Gesetz zum Schutz von Embryonen（Embryonenschutzgesetz-EschG）は、市民法典（Bürgerliches Gesetzbuch-BGBl.I.S.2746）に収められている。

胚保護法

一九九〇年十二月十三日から

第一条　生殖諸技術の乱用

（一）以下の者はこれを三年以下の自由刑もしくは罰金刑に処する。

他の女性の未受精卵細胞を女性に移植する者。

卵細胞が由来する女性の妊娠以外の目的のために、その卵細胞を人工的に受精させる者。

一月経周期内に、三つを超える胚を女性に移植するよう企てる者。

一月経周期内に、卵管内に配偶子を移植することによって、三つを超える卵細胞を受精させる者。

一月経周期内に女性に移植されるべき数を超えて女性の卵細胞を受精させる者。

他の女性に胚を移植するために、もしくは胚の保存に役立たない目的で胚を利用するために、子宮内で着床が完了する以前に胚を女性から摘出する者。

出産後、その子供を永続的に第三者に譲渡する用意がある女性（代理母）の場合にその女性に対して人工的な受精を行おうと企てる者、もしくはその女性にヒト胚を移植する者。
（二）次の者も同様の処罰を受ける。
一．ヒト精子細胞がヒト卵細胞内に人為的に進入させる者、もしくは、
二．ヒト精子細胞をヒト卵細胞内に人為的に移入させる者。
（三）第一項一、二および六の各規定に関して、卵細胞もしくは胚が由来する女性、並びに卵細胞ないし胚を移植される女性は、これを罰しない。および第一項七に関して、代理母、並びに子供を永続的に扶養する意思のある者は、これを罰しない。
（四）第一項六及び第二項に関しては、未遂も処罰の対象となる。

第二条　ヒト胚の乱用

（一）体外で樹立されたヒト胚、もしくは子宮内での着床が完了する以前に女性から摘出されたヒト胚を売却する者、もしくはこの胚をその維持に役立たない目的のために譲渡、取得、利用する者は、三年以下の自由刑もしくは罰金刑に処する。
（二）妊娠以外の目的のために、ヒト胚を体外で発育させる者も、同様に処罰を受ける。
（三）未遂も処罰の対象となる。

第三条　性選択の禁止

精子細胞に含まれた性染色体に基づいて精子細胞を選別しその精子細胞によってヒト卵細胞を受精させようとする者は、一年以下の自由刑ないし罰金刑に処せられる。医師による精子細胞の選別が、デュシャヌ型筋ジストロフィー症もしくはそれと同等に重い伴性遺伝病の発病から子供を守ることに役立つような場合で、しかも、子供に発病する恐れのある当該の疾患が、州法により権限を付与された機関によって、性選択が妥当であると認められた場合は、この規定にあてはまらない。

第四条　同意のない受精、同意のない胚移植、および死後の人工的受精

（一）以下の者は、これを三年以下の自由刑もしくは罰金刑に処する。

一．その卵細胞が受精させられる女性、およびその精子細胞が受精に用いられる男性の同意なしに、卵細胞を人工的に受精させることを企てる者。

二．同意していない女性に胚移植を行おうと企てる者。

三．ある男性の死の事実を知りながら、死後その男性の精子を用いて卵細胞を人工的に受精させる者。

（二）第一項三に関しては、人工的な受精がなされた女性は処罰の対象とならない。

第五条　ヒト生殖系列細胞（Keimbahnzellen）の人工的変更

（一）ヒト生殖系列細胞の遺伝情報（Erbinformation）を人工的に変更する者は、これを五年以下の自由刑もしくは罰金刑に処する。
（二）人工的に変更された遺伝情報を含むヒト生殖細胞（Keimzelle）を受精に利用する者は、これを同様の処罰の対象とする。
（三）未遂もまた処罰の対象となる。
（四）第一項は以下の場合には適用されない。
一．受精に利用するという目的を除外して、体外に置かれた生殖細胞の遺伝情報を人工的に変更する場合。
二．死亡した胎児（Leibesfrucht）、ヒト、もしくは死亡した者から採取される、それ以外の身体固有の生殖系列細胞の遺伝情報を人工的に変更する場合で、
（a）この生殖系列細胞が胚、胎児（Foetus）、およびヒトに移植するという目的が除外される場合、もしくは、
（b）この生殖系列細胞から生殖細胞が生成させることが除外される場合。
並びに、
三．生殖系列細胞の遺伝情報の変更が意図されていない、接種、放射線治療、化学療法、もしくはその他の治療の場合。

第六条　クローン

（一）他の胚、胎児、ヒトもしくは死亡した者と同じ遺伝情報を持つヒト胚が生まれる事態を人工的に

生じさせる者は、これを五年以下の自由刑もしくは罰金刑に処する。
（二）第一項に規定した胚を女性に移植する者も、これを同様の処罰の対象とする。
（三）未遂も処罰の対象となる。

第七条　キメラおよびハイブリッドの形成

（一）以下の者、
一．異なった遺伝情報を有する複数の胚を、少なくとも一つのヒト胚を用いて細胞結合のために結合させる者、
二．ヒト胚と、その胚の細胞と異なる遺伝情報を持ち、この胚と一緒となっても細胞分裂が可能である細胞を結合させる者、もしくは、
三．ヒト卵細胞を動物の精子を用いて受精させることによって、もしくは動物の卵細胞をヒト精子を用いて受精させることによって、細胞分裂を行う能力を持つ胚を樹立する者、
これを五年以下の自由刑もしくは罰金刑に処する。
（二）以下の者も、同様に処罰の対象となる。
一．第一項の処理によって生まれた胚を、
（a）女性、もしくは、
（b）動物
に移植する者。

二．ヒト胚を動物に移植する者。

第八条　概念規定

（一）この法律にいう胚としては、まず第一に、受精させられ成育能力を持つ核融合の時点以降のヒト卵細胞、さらには、細胞分裂のために必要な更なる前提条件が満たされた場合、個体への成育が可能になる、胚から採取された万能細胞（totipotent）、これが該当する。

（二）核融合後、最初の二十四時間以内の段階では、受精したヒト卵細胞は発育能力を持つと見なされる。ただし、この期間が経過する前に既に卵細胞が個別的な段階を超えて成育不可能であることが確認された場合は除く。

（三）この法律にいう生殖系列細胞とは、受精した卵細胞から、そこから生まれてくるヒト卵細胞および精子細胞に至る細胞系列（Zell-Linie）に関わるすべての細胞、さらに、精子細胞の混入ないし進入に始まって、核融合で終了する受精に至る卵細胞、これが該当する。

第九条　医師への制限

医師のみが、以下のことに従事できる。

一．人工的な受精。

二．ヒト胚の女性への移植。

三．ヒト胚、およびヒト精子細胞が既に進入しているか、人工的に混入されたヒトの卵細胞の保存。

第一〇条　自由意思に基づく協力

何人も、第九条に規定した種類の諸措置に従事し、もしくはそれに協力することを義務づけられることはない。

第一一条　医師への制限に対する違反

（一）医師の職になく、以下のことを行う者は、これを一年以下の自由刑もしくは罰金刑に処す。

一．第九条第一項に反して、人工授精を行う者。

二．第九条第二項に反して、ヒト胚を女性に移植する者。

（二）第九条第一項の規定では、人工授精（kürstliche Insemination）を自らに対して行う女性、および自分の精子を人工授精に用いる男性は処罰の対象としない。

第一二条　罰金規定

（一）第九条第三項に反して、医師の職になく、ヒト胚もしくは同条のヒト卵細胞を保存した者は、違法行為をなしたと見なされる。

（二）この違法行為は、五千ドイツ・マルク以下の罰金を科することができる。

第一三条　施行

この法律は、一九九一年一月一日より施行される。

解説　『ドイツ胚保護法』は情け知らずか

二〇〇一年のノルトライン・ヴェストファレン科学機関発行のマガジンに『ドイツ胚保護法は情け知らずである』という表題で、ある刑法学者の論文が掲載された。「生命の保護」と「人間の尊厳」の保護という二つの基本的原理に立脚するはずの「ドイツ胚保護法」がなぜそのような誹りを受けるに至るのだろうか。またこの誹りは正当なものだろうか。

現代の医療倫理を知る上での三つの検索語は「胚研究」「着床前診断」「治療的クローニング」の三つであるといえる。この検索語を前にして「ドイツ胚保護法」が揺らいでいるという印象を受ける。そこで、これらの問題に対して「ドイツ胚保護法」はどのように考えるのかを明らかにすることにより、「ドイツ胚保護法」の解説としたい。

1　ドイツ胚保護法

〔**成立過程**〕一九七八年の試験管ベビーの誕生をもって、生殖医学は研究の段階から利用の段階へと移った。ここに初めて人間が掌中にすることができた胚をどのように取り扱ったらよいのか、統一的な規則を作る必要が生まれた。ドイツ医師会は、初めこれまでと同じように、職業法の中でこの問題を解決しようとした。しかし当時、ドイツにおいては健康政策は各州に権限が与えられていたため、統一的な法でこれを取り締まる必要があると立法者たちは判断した。

一九八六年ベンダ委員会を皮切りに(1)、各種の委員会が設置された。連邦医師会、調査委員会、連邦―州研究グループ(2)、連邦司法省「胚保護法」作業グループなどである。委員会はそれぞれ一定の提言ないし草案をドイツ連邦議会等に提出した。これを受けて一九九〇年「胚保護法」がドイツ連邦議会で議決され、一九九一年一月一日効力を持つに至った。このうち「胚保護法」の内容にとくに大きな影響を持ったのは「ベンダ委員会」と「連邦―州研究グループ」であろう。この二つの委員会の提言は、胚の診断に関してはともに否定的であったが、余剰の胚の提供、利用の点で相違があった。その相違について示せば、「ベンダ委員会」は許容、「研究グループ」は禁止である。そして、この問題が、胚保護法の解釈において相違をもたらすことになる。胚保護法では、余剰胚の利用、および胚の診断は禁止であるが、余剰胚提供は解釈の余地を残すことになる(3)。もっとも、胚保護法の精神からいえば、本来、余剰胚の存在はあり得ないのであって、したがってまた胚の提供もあり得ないことになるというのが共通の理解である。

〔**前提**〕これら委員会が提題等の作成の基準としたのが、ドイツ基本法（Grundgesetz, 1949）と妊娠中絶法をめぐるドイツ憲法裁判所判決（1975）である。

ドイツ基本法一条一項には「人間の尊厳はふれてはならないもの（unantastbar）である。それを尊重し、保護することはすべての国家権力の義務である」と、二条には「①何人も、他の人の権利を傷つけない限り、そして憲法上の秩序、あるいは道徳法則を侵害しない限りにおいて、みずからの人格性を自由に展開することの権利を持つ。②何人も、生命および身体を害されないないことの権利を持っている。人格の自由は不可侵である」、と謳われている。ただし、「法に基づいてだけこの権利は侵害されることがある」

と続いている。この一条と二条、「人間の尊厳」と「生命の尊重」のどちらを上位の基準として重視するかで、当然、予測される答えも相違することになる。すなわち、胚が「人間の尊厳」の保護領域のもとに（基本法一条）あるのか、あるいは単に「生命の保護」（基本法二条）のもとにあるのか、ということであり、ここに法学者の争いが生じている。(4) 単に「生命の尊重」が問題である場合、生命への毀損を許すような場合があるということであり、胚の生命を比較考量することが許されることになる。それに対して人間の尊厳を毀損するならば、人間の生への干渉はその時どの場合でも憲法に反する。「人間の尊厳」はいかなるものとも比較考量を許さないものなのである。したがって、五章で「芸術と科学、研究と教えは自由である」と謳われているけれども、この研究の自由といえども、「人間の尊厳」とは比較考量の対象になり得ないものなのである。したがって、問題は、受精した卵子は人間の生命としてその初期の段階においても人間の尊厳の保護のもとに（基本法一条一項）置かれることになるか、ということである。

これに続くのが、憲法裁判所判決である。憲法裁判所は、一九七五年と一九九三年の二度の判決において、「憲法上保証された人間の生命の保護は、未だ生まれていない生命をも包括する」ということを確認した。ドイツ憲法裁判所は、なるほど生命がいつ始まるかを明確には確認しなかった。しかしその議論は、その意図に従うと、生命は既に卵子と精子の融合から生じるということを明らかにしている。裁判所の陳述は、人間の尊厳と生命の保護の関係においてとくに重要である。生まれていない生命を保護することの国家の根拠は、人間の尊厳の保護への国家の義務づけにある。その対象とその量は基本法二条二項によって規定されている。

このことは妊娠中絶法二一八章においても表現されている。それに従うと、最初の妊娠週における中絶も、いかなる医学的適応事由もない場合には、法に反するものとして見なされる。十二妊娠週までの堕胎は法に反するが、相談義務の後での中絶は法に反しない。このように胚は着床以降、刑法で保護されている。

〔胚保護法の対象〕「胚保護法」が保護の対象とする胚として意味されているものは、受精した、発生能力のあるヒト胚であり、それは核融合の始まりから妥当する。また「胚保護法」の意味における胚として、おのおのの胚から取り出される「全能」細胞も妥当する。すなわち、ふさわしい新たな前提がある場合に、分割し、個人へと展開しうる細胞のことである。細胞の潜勢力はとりわけ細胞分裂の経過の中で徐々に取り除かれ、その結果、八細胞段階を越えては、今日の知識に従うと、いかなる全能細胞ももはや存在しないとされる。しかし細胞の束はすべてで全体形成への能力を持っているので、それはそれ自身の側で、胚として保護される。逆に孤立した万能細胞は「胚保護法」によって保護されない。万能細胞は、なるほど、異なった細胞や組織に生成し得るが、完全な個体へ展開し得る能力を欠いているので、既に生まれた人の体細胞、たとえば、心臓あるいは脳に存在しているような体細胞と同じように取り扱われる。

〔禁止項目〕「胚保護法」は胚が母胎の膣の中に住み着くことに至るまで胚を保護する。これに立脚して、「胚保護法」は一連の刑罰に値する禁止項目を持つことになる。胚の維持に役立たないようなものは、胚に関してなされてはならない。したがって、胚を使用する研究は禁止される。体外受精は、ただ妊娠へと導くためにだけ、そして卵子を生み出す婦人を妊娠へ導くためにだけ許されることになる。しかし胚提供は卵子提供とは異なり、人間の生命の維持のための最後の手段としてだけ許される。これは、余剰の、ないし「廃棄される」胚との関わりにおいて重要である。それらは、もし提供されるならば、死滅へと至らない。胚の提供は、その維持に奉仕しない目的、たとえば胚研究や幹細胞の獲得のための胚の使用、また治療としてのクローニングという目的のためには禁止されている。全能細胞を取り出すことは、クローニングの禁止という観点でも把握される。一つの胚から全能細胞を取り出すことにより、法的に二つの胚が生じる。その上、除核されたヒト胚の中への細胞核移送は禁止されている。というのは、細胞核が取り出された人間と同じ遺伝情報を持った全能の人の細胞が生じるからである。細胞の再プログラム化は禁止されている。なぜなら、この場合にいずれにせよ法の意味でクローンが生じているからである。胚の輸入は、直接に胚の維持に奉仕しない限り、禁止されている。

2 「胚保護法」批判

「胚保護法」の成立により、当然、ドイツは生殖医療の分野で他の先進諸国に後れをとることとなった。「胚保護法」の成立過程とその結果について「ドイツ学術振興会」は次のように苦々しく述べていることは興味を引く。少々冗長ではあるが、「胚保護法」について理解するためにも、またドイツの状況を省みるためにも、有益であると思われるので引用する。

――ＩＶＦなどの方法の潜在的誤用（たとえば商業化による）の危険のゆえに、医師の職業組織と科学者団体はすでに早い時期においてその規制と取り締まりへの必要性を認識していた。ドイツにおいて、ドイツ医師会は学際的中央委員会を制定した。一九八五年の最初の草案の後、一九八八年、

「胚移送を伴う体外受精と男性の不妊治療としての卵管内胚移送と胚移送の実施への指針」を同委員会は制定した。このガイドラインは医師の職業法（1988, 1993）で保証され、それゆえ、すべての医師に義務づけられている。ガイドラインはなかんずく、人工授精の上記の方法は、ただ結婚したカップルにおいてだけ行われてもよいということを規定している。非配偶者間受精（精子を用いた）は原則的に行われるべきではないと規定している。ないしは、ドイツ医師会委員会による同意を必要とすると規定している。代理母は認められないと規定している。実施する医師と施設は特定の要求を満たさなければならないと規定している。ドイツ医師会に常置する学際的委員会はこの規則の維持を監視するとされている。

人工授精の方法はまた胚の取り扱いを含むので、それは人間の胚への研究そして胚を使用した研究の可能性を開く。これらの問いに対しても、医師の職業組織や科学者組織は早い時期に取り組んだ。一九八五年のドイツ医師会の「人間の初期胚に対する研究への指針」は医師を義務づける性格を持った。この指針は研究への可能性を未解決にしておいた。高い位階の研究目標がその限り認識されるはずである。その際、根本的に区別されたのは、人工授精の方法の改善のための研究と、さらに進む研究、たとえば出生前診断あるいは胚細胞の使用との間である。この指針もまた、職業法で保証されている。研究計画は中央委員会によって鑑定され、認可されなければならなかった。

しかし以上のような職業法的指針や科学の自己拘束は、立法者に十分であると思われなかった。その結果、立法者は「胚保護法」を議決し、一九九一年一月一日に効力を持った。この法は、ＩＶＦや人工受胎の他の方法の実施への規則や、胚への、あるいは胚を使用する研究への規則を含んでいる。

本質的には、「胚保護法」は研究や身分組織の指針や提題と一致する。決定的相違は、既に身分法において規則づけられた事実に対する法によって導入された犯罪化（三年までの自由刑か、罰金刑の威嚇）にある。かくして、〈卵子を、卵子がそこから生じる婦人を妊娠させることを引き起こすこと以外の他の目的のために人為的に受精させることを企てる〉人は処罰される。刑罰の威嚇のもとで、さらに商業化（すなわち生殖細胞や胚の売買）が禁止される。人為的な性の選択も禁止される。代理母や死後の人為的な生殖が禁止される。人間の生殖細胞の変更が禁止される。クローニングや人間と動物からのキメラやハイブリッドの作成が禁止される。

ドイツ統一法が公布されるべきであるが、ドイツにおいて健康衛生の分野における立法の権限は州にあったので、ＩＶＦや胚研究を規制する、ないしは禁止することができるためには、連邦は刑法の手段を執らざるを得なかった。「胚保護法」の公布とともに、〈ドイツ医師会の中央委員会〉は医師の自己統制の機関としての活動を中止した。立法家が刑罰を付加したことは医師や研究者においてまだ理解されなかった。というのは、患者の治療や苦悩の軽減のためにもくろまれているこのような処置が科罰的な行為の汚名を着せられるからである。このことはこの領域に従事しようとする医師や研究者に動機付けの上でマイナスに作用し、そしてとくにこの領域を歩むことから若手を妨げている。

ＩＶＦや胚研究の誤用を防ぐためなら、職業法の規則や科学的な自己拘束で十分であったであろう。「胚保護法」の公布にまで至るほどの、職業法で保証されたドイツ医師会のガイドラインや科学者会議の提言はドイツにおいて遵守されていないと見なすべき理由はなかった。

「胚保護法」によって生殖医学の領域における研究活動はどれも窒息させられている。しかるに他の国々においては、意図せずに子供ができない人の純粋な治療を超えて大きな成果が収められている。たとえば、着床前診断において、遺伝的に制約された病気において、受精障害の診断においてである。「胚保護法」は、これまで公布された指針を越え出ていく指令を含んでいる。それはＩＶＦの方法へ影響している。「胚保護法」に従って、三個より多い胚を一周期の中で、婦人に委ねることを企てる人は罰せられる（§1INr.3）。同時に法は、一周期の中で婦人に委ねられる以上の胚の製作を禁止する（§1INr.5）。この規定によって多胎妊娠は制限されるはずである。しかし同時に成功するＩＶＦのチャンスも減らされる。卵子の性質が、たとえば年老いた夫人の場合において、そして精子の性質が損なわれている場合である。多胎妊娠は事実上、減ぜられるであろう。それゆえ帰結されるだろうことは、この場合、「胚保護法」はＩＶＦの実践に積極的作用を持つということである。しかし、そのような規定はドイツ医師会の指針としても採用されるだろうし、刑罰の威嚇なしにも遵守されるだろう。

「胚保護法」は胚の凍結保存を禁止する（§1INr.5）。しかし、卵子が精子の進入後、前核段階において凍結保存されるという可能性を残している。胚の凍結保存は禁止された。それは、この凍結保存された胚がもはや生殖の目的のために当該の夫婦によって要求されない時、いっそうの使用上の問題が現われでないためにである。その際見過ごされたことは、何回もＩＶＦ周期を引き受けるということは一回の受精で次々の周期に凍結保存した胚に頼ることよりも夫婦にとって遥かに高額であるということである。凍結保存された卵の使用は、凍結保存された胚が投入されるよりも妊娠の格率はわずかである。したがって、この規則によって、当該の夫婦に不必要な負担が生じている。

胚への研究は必要である。それは人工授精の方法を改善するためである。この研究はまた胚がそれに必要な研究に耐えられず、生き残らないというリスクを引き受けなければならない。しかし「胚保護法」はこのような研究を不可能にする。それに対して、外国においては、とくにイギリス、ベルギー、オランダ、アメリカにおいては、今日ではカナダやオーストラリアにおいても、多くのそのような研究プロジェクトが人間の胚の分化条件の改善のために、ＩＶＦの成功の割合を高めるために進行中である。ドイツにおいて、方法の改善へ導く手順は引き受けられることができる。ただし、もしそれが設立されたならばである。ドイツの科学者はこの研究への能動的寄与をもはやなし得ない。「胚保護法」に基づいて、ドイツにおいては、顕微授精の確立のための不可欠な実験が可能ではない。しかし外国において熟成した方法の受容は可能である。これによってドイツの医師が「特許を持つ」ということはありえないが、「立法の偽善」という非難は出される。それは、ドイツにおいて胚実験は禁止されているが、他国で遂行された研究の果実が用いられる時である。

ＩＶＦは新しい診断の可能性を開く。当該の夫婦が持つ子供の願望を満たすだけではない。なぜなら、ＩＶＦによって人間の胚は子宮に着床する前に出生前診断が可能となるからである。出生前診断の現在のやり方は、十四週前の羊水から死んだ細胞の、あるいは妊婦の十週から十二週までの染色体の獲得を目的とする。このやり方で、胎児における染色体、あるいは遺伝子の障害が確定される場合、両親によって受け入れ可能と見なされない場合、中絶が、それゆえ子宮内の人間の殺人が、同時に母親にとってリスクやトラウマとなるものが帰結する。これに対して着床前診断の場合、初期の胚から、細胞が、たとえば八分割の細胞の段階の胞胚が取り出され、遺伝的に調べられる。欠陥が確認された場合、胚は移送されない、ないしはただ病気でない胚だけが移送される。堕胎の葛藤状況はまったく生じ得ない。……他に、両親が子孫の遺伝病に対して高いリスクを担う場合、IVFは着床前診断の目的のために実行される。病像によって見舞われていない胚を確定し、それから婦人に移送するために。まさしくアングロザクソンの国々において、この領域において近年研究面における格段の進歩が成し遂げられた。たとえば、英国においては対応した研究は法によって禁止されていなくて、Human Fertilization and Embryology Act 1992 とそれに基づく「Human Fertilization and Embryology」局によって生長した器官として特定の前提のもとで許されている。当局の一九九四年の年報は十八の機関で三十九の人間の胚を対象にする研究プロジェクトを示している。……

これに対してドイツ「胚保護法」は、胚の全能細胞の分割をクローンの一つの形式として禁止する。そこに、着床前診断への前提がある。重度の遺伝病の阻止の意味で、「胚保護法」はただ一つの例外を認める（§3S.2）。デュシュネ型の筋ジストロフィーの子供の遺伝病の阻止のため、類似の性に結びついた重度の遺伝病、XあるいはY染色体の存在に従って、受精の前に精子が切り離されてもよいというのである。しかしこの例外は着床前診断と関係がない。そしてこれまで、この可能性についてドイツにおいてはそもそも命名に値する使用がされたかどうか知られていない。

総括的に確認されることは、遺伝的着床前診断は、慣習的な出生前診断の補足の意味においてますます増大する意味を獲得するということである。人類遺伝学協会は、確かに問題を軽率に取り扱うことは非難され得るが、この根拠からドイツにおいてもいっそう究明し、展開し、実践されるべきだということを最近指示した。この目的のために「胚保護法」の中にふさわしい例外規則が導入されなければならないだろうということを。この提言にドイツ学術振興会は、それと結びついた倫理的問題が十分に反省され、「胚保護法」の目指された適応によってクローニングや生殖細胞治療の禁止が無条件に維持されるという前提のもとで、与する。

最後に、患者に対してこの状況から生じる不利益は別としても、ともに成長するヨーロッパにおいて、立法や医師の実践において国から国への相違があるということは理解し得ない。新しい医学の方法の利益を要求するために、患者は大してためらうことなく外国に行く。ドイツの医師は、外国におけるその研究にふさわしい所在を尋ねられるだけでなくて、外国における仲間と密接に共同して研究するかもしれない。そして、そこで支店を構えるかもしれない。人工授精と着床前診断は、外国でますます広く行われるだろう。これはドイツにおいて研究への効果なしのままである。ドイツの科学者が刑法の制裁なしに外国でそのような企画を遂行する、ないしはそれに関与してもよいかどうか法的な問いが未決である。(5)――

「胚保護法」は決して変えることのできない絶対的な基準ではない。基準は、ドイツ基本法とそれに基づく憲法裁判所の判決である。したがって、あくまでもそこに基づくのであり、基づかないのなら、変更可能である。その点で次のことを確認しておきたい。ドイツ憲法裁判所は確かに胚に人間の尊厳の保護を認めた。しかし決していわなかったことは、この人間の尊厳の保護は人の生命の初めから、それゆえ卵細胞と精子の融合から、生まれた人間と同様の範囲と程度において保たれなければならない、ということである。裁判所はむしろ非常に慎重に定義した。胚に人間の尊厳の保護が帰属するのは「少なくとも」膣の中に落ち着くことからである、と。胚の発生身分に従って保護の段階があるということは、かくしてこの把握を基にして憲法上排除されていない、ということなのである。

3 余剰胚の消費的研究と問われる「胚保護法」の精神

現在、とりわけ議論されているのは、着床前診断と体外受精から生じたいわゆる余剰胚の消費的研究である。このうちここでは余剰胚の消費的研究の問題を取り上げる。

〔**余剰胚**〕「胚保護法」の公布の前に開かれているベンダ委員会は、一九八六年のその報告において研究目的のための胚の生産の禁止に賛成の意見を述べた。したがって、研究のための胚の生産は禁止されている。問題は、体外受精の際に不必要となった余剰胚の問題である。余剰胚における消費的研究は目下のところドイツにおいては「胚保護法」によって禁止されている。それどころか、「胚保護法」は一周期に移送される胚の数を限定することにより、そして凍結保存を禁止することにより、体外受精における余剰胚の成立は原理上あり得ないのである。にもかかわらず、ドイツにおいては凍結の胚が一定数存在している（国家IVF管理局の報告によると、百以上）。それは、とりわけ婦人が移送前に病気になったり、事故に遭ったり、あるいは両親が移送をもはや望まない場合などにこのことが生じるからである。このような法を持たない国においては夥しい数の余剰胚が「廃棄」されていることになる。

〔**高度な研究**〕幹細胞と、そこから取り出された組織と臓器の移植は特定の病気（たとえばパーキンソン病、ハンチントン舞踏病、多発性硬化症、糖尿病、肝臓や心臓の筋組織）の治療を本質的に改善し、あるいは可能にするであろうと期待されている。そのような治療的目的の追求は憲法上、擁護できるだけではなくて、とりわけ命ぜられている。なぜなら、医学上の配慮の改善は基本法二条で保障された生命、健康そして病気の人の身体的完全性に奉仕する。医学研究もその自由において（基本法五条）義務づけられている。研究はいつもまた将来の世代に対する責任を自覚することでもある。その結果、行為すること、しないことがこの責任という観点で評価され、チャンスとリスクが相互に考量され得る。

〔胚保護法改正賛成意見〕 幹細胞研究の高度の治療的目標に面して、どっちみち死すべき胚から幹細胞を獲得することは、受精後数日のうちなら憲法上、擁護できるように思われる。なぜなら、この胚はなるほど妊娠を導くために「作成された」けれども、（たとえばもくろんだ母の死のゆえに）もはやこの目的に用いられない、そしてそれゆえにいかなる実在的生命のチャンスをもはや持たないからである（加えて両親のインフォームド・コンセントが与えられているならば、なおさらであろう）。移植の目的のため脳死後の臓器取り出しが許されているように、人間の尊厳の保護といえども――それは死者にも当然のものとして承認されているように――ヒトの有機体を絶対的に保護し、そして個々の細胞を治療的目的のために取り出すことを禁じることはできない。

さらに次の議論が、高度の利用のために余剰胚の提供を認めることへと導く。人は「廃棄される」胚を養子のために自由にすべきである。その時、胚はそれが由来する人とは異なる他の婦人に移送されるとしても、その結果一つの生命が維持されるであろう。これは、ベンダ委員会でも認められた議論である。

加えて、ドイツ妊娠中絶法は、スピラーレをはじめとする着床を妨害する手段の使用を認めているという事実がある。母体内の胚が保護されずに、母体外の胚が保護されるという矛盾がここに出てくるというものである。

しかし、この賛成意見も、余剰の廃棄される胚の研究利用とは異なり、研究目的で人間の胚を生産することは別様に評価されるべきであるとする。研究の目的でそれを生産し、即座にそれを無にする目的で胚を生み出すことは、胚の人間の尊厳の保護とは一致しないと認めている。

〔**反対意見**〕なるほど余剰胚の提供は、生命維持の観点から認められるかもしれない。しかし、それは遺伝的母親と生物学的母親に母親を分割することを生じ、子供の福祉という観点で問題を生み出すし、さらにここから誤用の可能性が生み出される恐れがある。これは、「連邦―州研究グループ」の意見である。さらにスピラーレの使用を認めることの矛盾については次のように主張する。「確かにスピラーレのような着床を妨害する手段を実際上受け入れていることにより、十四日までの胚の身分が最も危ういものとなる。このことが実際に行われている以上、胚研究や着床前診断は、この期間の間、許されざるを得ないことになる。しかし、一方に殺すことへ向けられた行為、胚を他の人のために利用する使用と、他方に胚の成立に至るかどうか知ることなしに着床を妨害する手段を使用することの間には倫理上、法律上、本質的な相違がある。たとえば、婦人が膣に置くことを拒むことや、あるいは病気になったがゆえに、胚を受動的に死滅させることは、胚保護法に従うと、禁じられていない[6]」。したがって、「胚保護法は変更してはならない」と説く。

〔**人間の尊厳**〕最近のドイツの議論を見ていると、日本と同じ議論が展開されていることに気づく。胚の研究利用を認めさせようと主張する人びとは、「人間の尊厳」概念の曖昧さを突く。「胚保護法」を守ろうとする人々がこの言葉を多用すればするほど、空虚な概念がインフレーション的に用いられていると非難する。「人間の尊厳」とは何か、これに答えることが、「胚保護法」が生きも死にもする言葉「Scibboleth」[7]であることを指摘して、解説に代える。

注

（1）ベンダ報告〔Bericht der gemeinsamen Arbeitsgruppe des Bundesministers für Forschung und Technologie und des Bundesministers der Justiz, zu Fragen der In-vitro-Fertilisation, Genomeanalyse und Gentherapie（Benda-Kommision)〕。成立＝一九八四年五月―八五年十一月、研究と科学技術のための連邦大臣の委任のもとでの専門家グループ。主宰＝連邦憲法裁判所長 Dr.Ernst Benda 教授。内容＝とりわけＩＶＦの法的問題の解明、それと並んでゲノム解析と遺伝子治療の問題の解明。

（2）ドイツ連邦―州共同研究グループ〔Bund-Länder-Arbeitsgruppe "Fortpflanzungsmedizin"〕。成立＝一九八六年十二月―八八年六月まで。Bund-Länder-Arbeitsgruppe "Genomanalyse" が継続。議長＝大臣の代表者 Bülow 博士。内容＝立法の規則必要の論究、医学的問い（相談、診断）、労働者のゲノム分析、刑事訴訟手続き、そして民事訴訟に重点。アンケート委員会の報告（一九八七年一月）に従って、立法的処置への具体的提案をしている。前者はこの領域を未解決のままにしておいた。

（3）胚保護法コメンタール〔R.Keller, H.-L. Günter, P. Kaiser, Embryonenschutzgesetz, Kommentar zum Embryonenschutzgesetz, 1992〕。「卵子提供だけが罰せられる。しかし胚提供はそうではない。このことは保護目的に鑑みて驚くべきことである。けれども、意識的に留保された違法の空白部分なのである。胚提供を一般的に禁止することは不必要に思われる」と注記されている。

（4）Text des von Herrn Prof. Benda auf dem Evangelischen Kirchentags gehaltenen Vortrags, "Würde des Menschen-Würde des Lebens," 14.06.01.

（5）ドイツ学術振興会『研究の自由』、ドイツにおける研究のよりよい限定条件のための意見表明（一九九六年）〔Deutsche Forschungsgemeinshaft, Forschungsfreiheit-Ein Plädoyer für bessere Rahmenbedingungen der Forschung in Deutschland, 1996〕より抜粋。なお、ドイツ学術振興会は二〇〇一年五月三日に「胚性幹細胞を使用する研究への提言」を出した。これは、「胚保護法」を変えずに、胚性幹細胞研究へ着手するための提言である。

（6）Vgl. Ulrike Riedel, Wer die Ethik nicht fühlen will, muss das Recht hören, in: Sigrid Graumann(Hrsg.), Die Gen-kontrovers, Herder, 2001, S.102f.

（7）Vgl. Johannes Reiter, Die Probe aufs Humanum-Über die Ethik der Menschenwürde, in: Sigrid Graumann(Hrsg.), Die Gen-kontrovers, Herder, 2001, S.79.

盛永審一郎

資料3　『ドイツ代理母斡旋禁止法』

本翻訳は Gesetz übr die Vermittlung der Annahme als Kind und über das Verbot der Vermittlung von Ersatzmüttern (Adptionsvermittlungsgesetz-AdVermiG) の第一部から第三部までの翻訳である。この法律には、一九八九年度の改正版である BGB (Bürgarliches Gesetzbuch) I. IS.2016 と、最近の改正版である BGBl. IS.2942 がある。

本来この法律は第四章まであるが、第四章は「移行措置および結果の指示」であり、施行に至るまでの指示が一五条から二二条まで規定されている。これらは直接この法律の内容に関わるものではないため、紙片の都合もあり割愛した。

養子縁組の斡旋と代理母の斡旋禁止に関する法律

一九八九年十一月二十七日の施行
一九九七年十二月十六日の子どもの権利法による改正

第一章　養子縁組の斡旋

第一条〔養子縁組みの斡旋〕
養子縁組の斡旋とは、十八歳以下の子どもと子どもを養子にしようと望む人びと（養親候補Adoptionbewerber）を子どもの養子縁組を目的として引き合わせることである。養子縁組の斡旋は子どもを養子縁組しようとする、あるいは養子縁組させようとする機会を仲介することでもある。しかも子どもがまだ産まれていないあるいは生み出されていない場合もまた養子縁組の斡旋である。代理母の斡旋は養子縁組とは見なされない。

第二条〔養子縁組斡旋所〕
（一）養子縁組の斡旋は、青少年局および州青少年局の任務である。青少年局は、養子縁組斡旋所が設立された場合にのみ養子縁組の斡旋を遂行することができる。州青少年局は、ただ中央養子縁組所がなすことができる場合にのみ、遂行することができる。隣接する町あるいは郡の青少年局は、養子縁組の斡旋の際に課されている諸任務が妨げられない限り、共通の養子縁組斡旋所を設立することができる。設立は、州青少年局による許可を必要とする。州青少年局は、共同の中央養子縁組所を形成することができる。ベルリンおよびハンブルクでは州青少年局に青少年局の養子縁組斡旋所の課題を委ねることができる。
（二）養子縁組の斡旋のために、ドイツ新教社会奉仕団（Diakonisches Werk）、ドイツカリタス会

(Deutscher Caritasverband)、労働者福祉［事業団］とそれに関連した専門の事業団並びにその他の組織の州並びに中央事務所もまた、州法に従って許可された官庁が養子縁組斡旋所として承認される場合に、斡旋の権利を有する。

(三) 青少年局の養子縁組斡旋所および州青少年局の中央養子縁組所は第二項で挙げられた養子縁組斡旋所とパートナーとして協力する。

第三条［専門職による斡旋］

養子縁組の斡旋は、そのためにその専門教育とその職業上の訓練に基づいて養子縁組の斡旋に適している専門職にのみ委ねられることができる。養子縁組の斡旋所（第二条第一、第二項）は、少なくとも一人の中央局の専門職の公務員によって占められなければならない。

第四条［養子縁組斡旋所としての認可］

(一) 養子縁組斡旋所としての認可（第二条第二項）は、その事務所が第三条の諸前提を満たすという証明をもたらされる場合に与えることができる。

(二) 認可は、その付与の諸前提が提示されなかった場合には取り消すことができる。諸前提が脱落し不都合である場合には取り消すことができる。

第五条　［斡旋の禁止］

（一）養子縁組の斡旋は第二条第一項に従って付与された青少年局と州青少年局および第二条第二項に従って権利を付与された役所にのみ許可される。他の役所は養子縁組の斡旋を行うことができない。

（二）斡旋の禁止は次の場合にはこの限りではない。

一．養親候補もしくは子どもと三親等の関係にある親族あるいは姻戚関係にある者。

二．養子縁組斡旋所あるいは青少年局に直ちにこれについて報告する限り、個々の事例において、また無償で子どもを受け入れるもしくは受け入れさせる機会を仲介する第三者。

（三）この法律の妥当する地域に住居あるいは日常の宿舎を持つ妊産婦を、職業上もしくは営業上、この法律の妥当する領域の外部で分娩する機会を保証する、もしくは作り出すことによって、

一．そこで子どもを養子にするために手放すように促すことは、禁止されている。

二．このような譲渡のために援助することは禁止される。

（四）斡旋活動を行うことは禁止される。第三者が子どもを持続的に受け入れることを目的とする、なかんずくある男性の実子ではない子どもに対して父権を承認することによってこれをなすことは禁止される。他の法規から生じる斡旋の権能は抵触しない。

第六条　［養子縁組の告示］

（一）養子候補の子ども（Annahme als Kind）もしくは養親候補を公に対して意思表示するにあたって、なかんずく新聞広告もしくは新聞報道によって探すこと、ないしは提供することは禁止される。これ

は次の場合にはこの限りではない。

一．発表が提示されたものもしくは照会が住所の提示によって示された養子縁組斡旋所もしくは中央養子縁組斡旋所（第二条第一項と第二項）に向けられるべきことという告知を含む場合。

二．公表に際し私的な住所が申告されない場合、第五条に抵触しない。
(二) ある特徴づけ（Kennzeichnen）の届け出のもとで第一項に示された公的な意思表示をすることは、禁止されている。
(三) 第一項の一は第五条第四項の一から見て斡旋活動に関係する公的な意思表示を行う場合は適切と見なされる。
(四) 第一項から第三項までは、子どもがまだ産まれていない場合にも妥当する。ただし、公的な意思表示が代理母に関係する場合を除く。

第七条［斡旋の準備］
(一) 養子縁組斡旋所が養子縁組の斡旋が子どものために考慮に値するとを認めるとき、斡旋所は斡旋の準備のために、養親候補、子どもおよびその家族の適切な調査を遅滞なく行うものとする。その際、なかんずく、養親候補が子どもの人格および子どもの欲求を考慮して子どもの受け入れに適切かどうかが検討されなければならない。養子として受け入れることについての同意が与えられることが期待され得る場合には、養親候補者の調査については子どもの出生以前に既に始めることができる。
(二) 青少年、家族、女性および健康の連邦担当大臣は連邦議会の同意でもって有益な調査と養子縁組の援助の実行に関する詳細並びに養子縁組斡旋事務所によってその際注意されるべき原則を規則として定める。

第八条［養子縁組の扶養の開始］

子どもは養親候補が子どもの受け入れに適切であることが確認されている場合には、養親候補と同居して養われることが許される。

第九条［養子縁組の支援］

（一）斡旋と受け入れに関連して、養子縁組斡旋所はそのつど同意を得て、養親（die Annehmenden）、子どもおよびその両親を、詳細に助言し支援しなければならない。なかんずく子どもが扶養される前に、および同居期間中に助言し支援しなければならない。

（二）青少年局は、命令に従って処置される前および処置された後に助言がなされ支援されることを保証しなければならない。

第一〇条［州青少年局の中央養子縁組斡旋所の情報提供］

（一）養子縁組斡旋所は、子どもがその調査終了後三カ月以内に養親候補のもとで子どもを養子とする目的を持って扶養されることができない場合には、州青少年局の中央養子縁組所に報告しなければならない。この期間が切れた場合でも子どもが養子縁組の扶養で預けられることが保証されている場合には、知らせることは必要としない。

（二）第一項は、養親候補がその［養親としてふさわしいかどうかの］調査終了後六カ月内に子どもが斡旋されることができない場合には、養親候補が中央養子縁組所の通知に同意し、養子縁組斡旋所の地域に住居もしくは日常の宿舎を持つ限り、適切と見なされる。

（三）第一項一の規定においては、養子縁組斡旋所および中央養子縁組所は適正な養親候補を探すものとする。養子縁組斡旋所と中央養子縁組所は、その努力のそのつどの状況を情報提供するものとする。第二項の規定においては、適正に取り扱われなければならない。

第一一条［州青少年局の中央養子縁組斡旋所の任務］

（一）州青少年局の中央養子縁組所は、次の場合には、その仕事を行う際に、なかんずく専門的な協議を通じて養子縁組斡旋所を支援する。

一．子どもが斡旋することが困難な場合。

二．養親候補もしくは子どもが外国籍を持つ場合、もしくは無国籍である場合。

三．養親候補もしくは子どもが、この法律が妥当する地域外に住居もしくは日常の宿舎を持つ場合。

（二）第一項二および三の規定では、州青少年局の中央養子縁組事務所は調査の開始（第七条第一項）から当該地域の養子縁組斡旋所を介して関与する。

第一二条［児童施設にいる子どもの調査］
青少年局の責任に関わりなく、州青少年局の中央養子縁組所は、児童施設を監督する権限のある事務所と共同でその地域の児童施設にいるどの子どもにとって養子受け入れが考慮に値するかを検討する。この目的のために、中央養子縁組所は、児童施設にいる子どもの場合の目的に適った調査と探求を勧告し、もしくは行うことができる。住居不可侵という根本法（基本法第一三条第一項）はその限り制限される。他の州青少年局の中央養子縁組所の当該地域から来る子どもの場合には、これを情報提供しなければならない。社会福祉法典（Sozialgesetzbuch）の第八巻四六条第一項二は適切と見なされる。

第一三条［州青少年局の中央養子縁組所の装備］
その任務を達成するために、中央養子縁組所は、少なくとも小児科医および小児精神病医、小児心理学の領域での経験を持つ心理学者および法学者、並びに社会教育学者もしくは数年の職業経験を持つソーシャルワーカーの協力を求めなければならない。

第二章　代理母

第一三条a.［代理母］
代理母とは、合意に基づき、

一．人工授精もしくは自然受精を受け、または、
二．自己に由来しない胚を自らに移植させ、もしくは懐胎する用意があり、当該の子どもを出産後、養子その他として受け入れる第三者に永続的に引き渡す女性をいう。

第一三条b．〔代理母の斡旋〕
代理母の斡旋とは、代理母から出生した子どもを受け入れまたはその他の方法によって永続的に引き取ることを望む者（注文者）を、代理母となる用意のある女性と引き合わせることをいう。第一三条aに規定する合意の機会を仲介することも代理母の斡旋となる。

第一三条c．〔代理母斡旋の禁止〕
代理母の斡旋はこれを禁止する。

第一三条d．〔広告の禁止〕
代理母または注文者を公に対する意思表示、なかんずく新聞広告または新聞記事によって募集しまたは提供することは、これを禁止する。

第三章　処罰規定および罰金規定

第一四条

（一）違法行為を行う者とは、

一．第五条第一項もしくは第四項一に反して斡旋活動を行う者。

二．第六条第一項一に反して第二項もしくは第三項もしくは第一三条dと結びついて公に対して意思表示を行うことによって、

（a）養子として受け入れられる子どももしくは養親候補を、

（b）第五条第四項一で規定された目的のために子どももしくは第三者を、

（c）代理母もしくはその注文者を、

求める者、もしくは提供する者である。

（二）次の者も違法行為を行う者と見なされる。

一．第五条第一項もしくは第四項一に反して、斡旋活動を行い、それによって子どもがこの法律の妥当する地域もしくはこの法の妥当する地域から滞留される事態を引き起こす者、もしくは、

二．営業または職業として、

（a）第五条第三項一に反して、妊産婦にその子どもを手放すことを決めさせる者、もしくは、

（b）第五条第三項二に反して、妊産婦にその子どもを手放す手助けを行う者。

（三）違法行為は第一項の規定において一万マルク以下の罰金、第二項の規定では五万マルク以下の罰

金を科すことができる。

第一四条a．〔子どもの取引に対する処罰規定〕

（一）第一四条第一項一で示された行為に対して金銭上の利益を得る者、もしくは約束され得る者は一年以内の自由刑もしくは罰金刑を科される。行為者が営業上もしくは職業上取引を行う場合には、刑罰は三年以内の自由刑もしくは罰金刑である。

（二）第一四条第二項一で示された行為に対して金銭上の利益を得る者もしくは約束する者は一年以下の自由刑もしくは罰金刑に処せられる者とする。

（三）第一項および第二項の場合には、斡旋された子どもの肉親の両親および子どもを持続的に受け入れようとする第三者〔養親〕は罰せられないものとする。

第一四条b．〔代理母斡旋に対する処罰規定〕

（一）第一三条cに違反して代理母斡旋を行った者は、一年以下の自由刑または罰金刑に処する。

（二）代理母斡旋により金銭上の利益を得、またはそれを約束させる者は二年以下の自由刑または罰金刑に処する。行為者が営業または業務として行為した場合には、三年以下の自由刑または罰金刑に処する。

（四）第一項および第二項の規定においては、代理母および注文者は罰しない。

あとがき

本書は、生殖医学に関する生命倫理上の諸問題を取り扱っている。編者の一人である盛永が序章で述べているように、生殖医学をめぐる問題は、今日の医学・生命科学において中心的な問題の一つであり、倫理的・法的・社会的な点で現在議論の渦中にある問題である。そこで行われている議論は「生まれて、生きて、死ぬ」というわれわれ人間の生の根源的なところに深くつながっている一方で、一九九〇年代以降、今日の先端技術の急激な発展、とりわけバイオテクノロジーの発展とともに、急激に高まってきたものである。

科学技術の生への介入の問題は、生殖医学の領域にとどまらず、われわれの社会そのもののあり方までをも問うものである。たとえば、「受精卵」の研究利用をめぐる論争は、社会のあり方と分けて考えることができない。本書では「優生思想」を章として設けなかったが、その理由もここにある。優生思想の問題はこれまで、日本でも取り上げられてきた。戦前にはナチス・ドイツから移入された「民族衛生学」をめぐり、また戦後すぐには「妊娠中絶」をめぐって議論がなされた。その結果生まれた「優生保護法」とその優生条項は、一九七〇年代になって見直され、一九九六年には優生条項が削除されて「母体保護法」に姿を変えた。しかし、これで「優生思想」をめぐる問題が解決されたわけではない。われわれが重視したいのは、それがむしろわれわれの社会そのものに根深く存在していて、特定の事柄に限定されない広がりを持つものとなっていることである。

これを「新しい優生思想」と呼んでもいいだろう。たとえば、今日の日本社会においては、人間の優劣が知能と結びつけられ、その能力の判断基準は受験という制度と直結している。大学間の偏差値の序列で人間の選別がなされているということである。子どもはこの序列に当てはめられた上で教育される。また、このように一般化した「新しい優生思想」は「生まれてくる」ときに顕著になって現われて来ざるを得ない。これまでの自然生殖から「体外受精」という人為を介した「生誕」への移行は今日の日本社会の価値観を反映して子どもの選別に拍車をかけることになるのではないか。われわれはわれわれ自身の価値観そのもの、社会が形成してきた価値そのものを問わざるを得ないところまで来ているのである。

本書は「生命倫理コロッキウム」叢書の第一集である。われわれが本叢書を企画したのは、一九六〇年代のアメリカの公民権運動など人権運動の中から生まれてきた「生命倫理」が、まさにアメリカからの輸入の段階から、日本社会において現実的な事象を批判的に問う段階へ入ってきたことを踏まえてのことである。この叢書は、現在の生命倫理をめぐる議論において差し迫った問題を系統的に取り上げ、「生命倫理」自体の現段階を明らかにすることを目指している。用語等については全体を通して読みやすいようにある程度の統一を試みたが、執筆者が各々に取り上げるテーマによって表記の異なる部分が出ていることをご了承頂きたい。読者の皆さんにも積極的に討論に参加して頂ければ幸いである。

「生命倫理コロッキウム」は、二年前に新しく組織改変された日本医学哲学・倫理学会国内学術交流委員会が主催する討論の場である。第一回コロッキウムは日本医学哲学・倫理学会の札幌大会の前日に大会校の札幌医科大学の場を借りて行われた。その第一回コロッキウムの第一テーマ「生殖医学と生命倫理」を受けて作られた本書の編集は、国内学術交流委員会の責任のもと、盛永と長島が担当した。第二テーマ「臓器移植と生命倫理」については、第二集で取り扱いたいと思っている。

末筆ではあるが、この論集の刊行を可能にするために様々にご支援して頂き、また国内学術交流委員会の活動を強力にバックアップして頂いている、木阪昌知前会長、および桝形公也現会長、そして理事の諸氏に謝意を述べさせて頂く。また、本書の刊行が可能になったのは、ひとえに太陽出版社主の籠宮良治氏が本書および本シリーズに対して大きな理解を示してくれたからである。お礼を申し上げるとともに、本シリーズの最初の論集であるため刊行までにいろいろご迷惑をお掛けしたことをお詫び申し上げる。編者・執筆者との連絡から面倒な校正に至るまで、編集作業を担当して下さった藤沢祥子さんにも謝意を表したい。

二〇〇一年十月

執筆者を代表して　長島　隆

参考文献

＊本参考文献は、各執筆者から推薦していただいた文献を掲載し、さらに編者が適当と思われるものを追加することによって作られたものである。基本として、本文中で引用されていないもので、重要だと思われる文献を掲載したが、推薦した執筆者の意志を尊重し、一部引用されているものも含まれている。欧文献の記述の仕方に関しては、ドイツ語などの正書法と、英語の正書法では異なっているところがあるが、それは無視し、論文の場合には、論文題目、収録されている本の書名で並べ、あいだに「in:」をつけて示してある。また本の場合には書名を記しイタリックは使用していない。邦語文献に関しては執筆・編者名の「五〇音順」、欧米文献に関しては、「アルファベット順」に記した。

邦語文献

秋葉悦子「出生前の人の尊厳と生きる権利――母体保護法改正に向けての提言――」（『人間の尊厳と現代法理論』成文堂、二〇〇〇年、一一一―三三頁）。

浅見昇吾「生物学と倫理学の間―クローン人間論争における倫理的次元の所在をめぐって―」（『医学哲学・医学倫理』一七、日本医学哲学・倫理学会、一九九九年、五五―六五頁）。

石井美智子『人工生殖の法律学』有斐閣、一九九四年。

位田隆一「ユネスコ『ヒトゲノム宣言』の国内的実施」（『法学論叢』一四六・五―六、一九九九年、四五―六五頁）。

今井道夫・香川知晶編『バイオエシックス入門〔第二版〕』東信堂、一九九五年。

唄孝一・石川稔『家族と医療―その法学的考察』弘文堂、一九九五年。

H・T・エンゲルハート、H・ヨナス他著『バイオエシックスの基礎　欧米の「生命倫理」論』加藤尚武・飯田亘之編、東海大学出版会、一九八八年。

M・C・ナスバウム、キャス・R・サンスタイン編『クローン、是か非か』中村桂子・渡会圭子訳、産業図書、一九九九年。

加藤尚武「クローン人間禁止理由の法哲学的吟味」(『生命倫理』九・一、一九九九年、日本生命倫理学会、一一―六頁)。

加藤尚武『子育ての倫理学』丸善ライブラリー、二〇〇〇年。

加藤尚武『脳死・クローン・遺伝子治療―バイオエシックスの練習問題』PHP新書、一九九九年。

金沢文雄「人の胚の道徳的及び法的地位」(『岡山商大法学論集』三、一九九五年、一―三七頁)。

川口浩一・葛原力三「ドイツにおける胚子保護法の成立について」(『奈良法学会雑誌』四・二、一九九一年、七七―九四頁)。

北原隆「複製される子供たち―ヒトクローン個体の権利について考える―」(Sophia Life Science Bulletin vol. 17, 1998, 19-24)。

教皇ヨハネ・パウロ二世回勅「いのちの福音」裏辻洋二訳、カトリック中央協議会、一九九六年。

金城清子『生命誕生をめぐるバイオエシックス』日本評論社、一九九八年。

グレゴリー・E・ペンス『医療倫理』一―二、宮坂道夫・長岡成夫訳、みすず書房、二〇〇〇年。

河野勝彦『環境と生命の倫理』文理閣、二〇〇〇年。

小松美彦『死は共鳴する　脳死・臓器移植の深みへ』勁草書房、一九九六年。

財団法人日本学術協力財団『生殖医療と生命倫理』株式会社ビュープロ、一九九九年。

佐藤孝道『出生前診断』有斐閣選書、一九九九年。

ジーナ・コラータ『クローン羊ドリー』中俣真知子訳、アスキー出版局、一九九八年。

高橋隆雄「ヒト・クローン作成をめぐる倫理的諸問題」(同編『遺伝子の時代の倫理』九州大学出版会、一九九九年、一四九―八〇頁)。

竹安邦夫・山内正剛「クローン人間会議の呆れた科学者」(『文藝春秋』二〇〇一年五月号、一一〇―七頁)。

寺園慎一『人体改造』NHK出版、二〇〇〇年。

トゥーリー「人間のクローニングの道徳上の地位」(『実践哲学研究』二二、神崎宣次訳、京都大学文学部倫理学研究室内実践哲学研究会、一九九九年、五四―九九頁)。

日本カトリック司教団「いのちへのまなざし」カトリック中央協議会、二〇〇一年。

橳島次郎「人体実験と先端医療―フランス生命倫理政策の全貌」(『Studies』三、三菱化成生命科学研究所、一九九五年)。

橳島次郎「フランスの生殖技術規制政策」(『Studies』二、三菱化成生命科学研究所、一九九四年)。

人クローンに関する法律問題研究会「人クローン個体の産生等を禁止する法律についての報告書」(一九九九年四月十九日)。

ホアン・マシア『続バイオエシックスの話』南窓社、一九八七年。

マリ＝アンジュ・ダドレール、マルセル・トゥラード『生殖革命―問われる生命倫理』林瑞枝・磯本輝子訳、中央公論社、一九八七年。

保木本一郎『遺伝子操作と法』日本評論社、一九九四年。

山本達「人クローン問題の倫理的考察」(『福井医科大学一般教育紀要』一九、一九九九年、一—二四頁)。

米本昌平『クローン羊の衝撃』岩波ブックレット四四一、一九九七年。

米本昌平『先端医療革命』中公新書、一九八八年。

リー・M・シルヴァー『複製されるヒト』東江一紀・真喜志順子・渡会圭子訳、翔泳社、一九九八年。

ルートガー・ホンネフェルダー「医学に支援された生殖とヒト胚の保護」(『医療と倫理』三、日本医学哲学・倫理学会関東支部、二〇〇一年)。

ルートガー・ホンネフェルダー「福音主義の責任—生物医学に関するＥＵ協定の評価—」(『医療と倫理』三、日本医学哲学・倫理学会関東支部、二〇〇一年)。

レナーテ・クライン編「不妊—いま何がおこなわれているのか」フィンレージの会訳、晶文社、一九九一年。

ローリー・B・アンドルーズ『ヒト・クローン無法地帯』望月弘子訳、紀伊国屋書店、二〇〇〇年。

雑誌特集

『産婦人科の世界』二〇〇〇年春季増刊号(特集「Bioethics 医学の進歩と医の倫理」)医学の世界社、二〇〇〇年。

インターネット・サイト

「厚生労働省ホームページ」http://www.mhlw.go.jp
「文部科学省ホームページ」http://www.mext.go.jp
「審議会情報」(含「生命倫理・安全に対する取組」) http://www.mext.go.jp/b-menu/shingi/index.htm.

「大学等におけるクローン研究について（報告）」（学術審議会特定研究領域推進分科会バイオサイエンス部会、一九九八年七月三日）http://www.monbu.go.jp/singi/gaksin/00000212

「日本医学哲学・倫理学会」http://pe-med.umin.ac.jp（含「国内学術交流委員会」http://pe-med.umin.ac.jp.committee4）

欧語文献

Ach, Brudermuller, Runtenberg(Hrsg.). Hello Dolly? Suhrkamp, 1998.

Andrews, L. B. The Clone Age, Henry Holt, 1999.

Beckmann, Jan P. (Hrsg.). Fragen und Probleme einer medizinischen Ethik, de Gruyter, 1996.

Brock, D.W. An Assessment of the Ethical Issues Pro and Con, in: Cloning Human Beings, Rockville, Vol.2, E1-E23.

Colombo, R. The Human Genome Project: The Aim and Limits of Research, in: Pontificia Academia Pro Vita, Human Genome, Human Person and the Society of the Future, Libereria Editrice Vaticana, 1999, 40-141.

Comite Consultatif National d'Ethique pour les sciences de la vie et de la sante. Reponse au President de la Republique au sujet du clonage reproductif, 22 avril 1997.

Deutsch, Erbin & Jochen Taupitz. Forschungsfreiheit und Forschungskontrolle in der Medizin, Springer, 2000.

Drai, Raphael et Michele Harichaux. Bioethique et Droit, P.U.F, 1988.

Feinberg, J. The Child's Right to an Open Future, in: Freedom & Fulfillment, Princeton UP, 1992, 76-97.

Gemeinsame Arbeitsgruppe des Bundesministers. In-vitro-Fertilisation, Genomanalyse und Gentherapie, J. Schweizer Verlag, 1985.

Graumann, Sigrid. Die Genkontroverse, Herder, 2001.

Harris, John. "Goodbye Dolly?" The Ethics of Human Cloning, in: Journal of Medical Ethics, 1997, Dec; 23(6): 353-360.

Harris, John, Wonderwoman and Superman, Oxford UP, 1992.

Harris, John, and Holm Solen. The Future of Human Reproduction, Oxford UP, 1998.

Jonas, H. Lasst uns einen Menschen klonieren: Von der Eugenik zur Gentechnologie, in: Technik, Medizin und Ethik, Insel Verlag, 1982, 162-203.

Knoepffler, Nikolaus & Haantel Anja(Hrsg.). Menschenwürde und Medizinethische Konfliktfälle, Hirzel, 2000.

Kolata, G. "Clone: The Road to Dollu and the Path Ahead, Quill, William Morrow and Co., 1998.

Lenoir, Noelle. Aux frontiers de la vie, in: La Documentation francaise, 1991.

McCuen, G. E. (ed.). Cloning: Science and Society, Gary E McCuen, 1999.

McGee, G. (ed.). Human Cloning Debate, Berkeley Hills, 1998.

Nussbaum, M. C. and C. R. Sustein (eds.). Clones and Clones, W. W. Norton and Co., 1998.

Paul II, John. Encyclinical Letter Evangelium vitae, March 25, 1995.

Pence, G. E. (ed.). Flesh of My Flesh: The Ethics of Cloning Humans, Rowman & Littlefield, 1998.

Pence Gragory E. Classics Cases in Medical Ethics, 3rd Ed., New York: McGraw-Hill, 2000.

Roberts, M. A. Child versus Childmaker, Rowman & Littlefield, 1998.

Serra, A. The Human Embryo: A Disposal "Mass of Cells" or a "Human Being"? in: Medicina e Morale, 2000.

Serra, A. and R. Colombo. Identity and Status of the Human Embryo: the Contribution of Biology, in: Pontificia

Academia Pro Vita, Identity and Statute of Human Embryo, Libereria Editrice Vaticana, 1998, 127-177.

Silver, L. M. Remaking Eden, Avon Books, 1997.

Tooley, M. The Moral Starus of the Cloning of Humans, in: Human Cloning, Ed. J. M. Humber and R. F. Almeder, New Jersey: Humana Press, 1998.

雑誌特集

Ethik in der Medizin, Band 11, Supplement 1, Springer, 1999.

Spiegel. 37(9, 27), 1999.

Time. Feb. 26 2001.

インターネット・サイト

BBC News Online; http://news.bbc.co.uk.

Boston Globe Online; http://www.boston.com/globe.

CBC CA; http://cbc.ca.

CCNE - National Consultative Ethics Committee for Health and Life Science - National Bioethics; http://www.ccne-ethique.org/ccne.

CNN.com; http://www.cnn.com.

Independent News; http://news.independent.co.uk.

Los Angeles Times; http://www.latimes.com.

sunspot.net - nation/world; http://www.sunspot.net/news/nationworld.

Report and Recommendation of the National Bioethics Advisory Commission, Cloning Human Beings, Rockville, Maryland, vol.1-2, 1997; http//bioethics.gov/pubs.html.

Washingtonpost.com; http://www.washingtonpost.com.

Yahoo! News; http://dailynews.yahoo.com.

Yahoo! UK & Ireland News; http://uk.news.yahoo.com.

〔索　引〕

＊当該項目について、次頁まで続く場合はf.、次々頁まで続く場合はff.、さらにそれ以上続く場合は初めの頁と終りの頁を「-」でつないで示してある。

執筆者紹介

盛永審一郎*	富山医科薬科大学助教授
今 井 道 夫	札幌医科大学教授
秋 葉 悦 子	富山大学経済学部助教授
高 畑 明 尚	琉球大学法学部助教授
尾 崎 恭 一	関東学園大学法学部助教授
奈 良 雅 俊	慶応義塾大学非常勤講師
蔵 田 伸 雄	北海道大学文学部助教授
掛 江 直 子	国立神経センター精神保健研究所研究員
長 島　 隆*	日本医科大学助教授

（初出順、＊は編者）

生命倫理コロッキウム①

生殖医学と生命倫理

2001年11月25日　第1刷

［編者］
長島隆・盛永審一郎

［発行者］
籠宮良治

［発行所］
太陽出版

東京都文京区本郷4-1-14　〒113-0033
TEL 03（3814）0471　FAX 03（3814）2366

装幀＝中村浩（ガレージ）
［印字］ガレージ［印刷］壮光舎印刷［製本］井上製本

ISBN4-88469-246-2